LA RÉGLEMENTATION DU TRAVAIL

MANUEL D'HYGIÈNE ET DE MÉCANIQUE INDUSTRIELLES

OUVRAGE RÉDIGÉ CONFORMÉMENT AU PROGRAMME

Du Concours pour l'emploi d'Inspecteur ou d'Inspectrice du travail dans l'industrie

PAR

FÉLIX BENOIT

INGÉNIEUR CONTRÔLEUR DES MINES

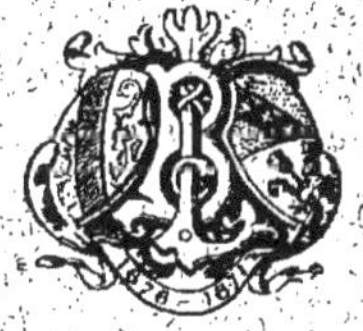

BERGER-LEVRAULT ET Cie, ÉDITEURS

PARIS | NANCY
5, RUE DES BEAUX-ARTS | 18, RUE DES GLACIS

1893

MANUEL

D'HYGIÈNE ET DE MÉCANIQUE

INDUSTRIELLES

NANCY, IMPRIMERIE BERGER-LEVRAULT ET Cie.

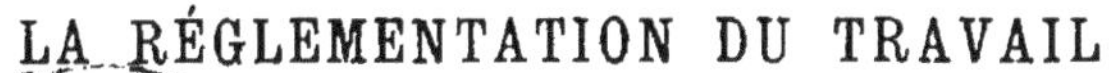

LA RÉGLEMENTATION DU TRAVAIL

MANUEL
D'HYGIÈNE ET DE MÉCANIQUE
INDUSTRIELLES

OUVRAGE RÉDIGÉ CONFORMÉMENT AU PROGRAMME

Du Concours pour l'emploi d'Inspecteur ou d'Inspectrice du travail dans l'industrie

PAR

FÉLIX BENOIT A ✠

INGÉNIEUR — CONTRÔLEUR DES MINES

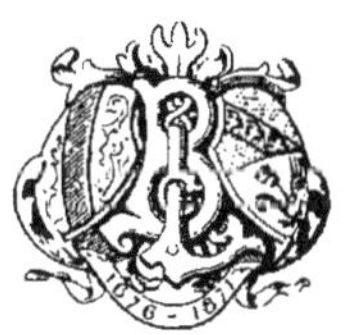

BERGER-LEVRAULT ET Cie, ÉDITEURS

PARIS — 5, RUE DES BEAUX-ARTS

NANCY — 18, RUE DES GLACIS

1893

PRÉFACE

Dès que nous avons appris l'institution d'un concours pour l'emploi d'Inspecteur ou d'Inspectrice du Travail dans l'Industrie, concours rendu nécessaire par la promulgation de la loi du 2 novembre 1892, relative au travail des enfants, des filles mineures et des femmes dans l'industrie, nous avons compris l'intérêt des candidats à trouver groupées dans un même volume toutes les matières prescrites par le programme officiel, matières éparses dans une foule de volumes difficiles à consulter.

Nous étions frappé en même temps de l'immense avantage que procurerait également à toutes les personnes s'intéressant au travail national un ouvrage où seraient condensées les questions relatives à l'hygiène et à la sécurité des travailleurs dans l'industrie. Assurer le bien-être des ouvriers est actuellement le but que visent toutes les nations civilisées; car la lutte industrielle a démontré que la vigueur physique et morale des travailleurs est le facteur le plus important de la prospérité de l'industrie.

Ces deux pensées ont présidé à la rédaction de notre travail.

Puissent nos modestes efforts avoir atteint le double but que nous nous sommes proposé !

FÉLIX BENOIT.

Château de Bourbouillon, Rive-de-Gier (Loire).

Décembre 1892 — Mars 1893.

PREMIERE PARTIE

ÉLÉMENTS D'HYGIÈNE INDUSTRIELLE

I. PRÉLIMINAIRES. — II. ATMOSPHÈRE DU TRAVAIL. — III. TEMPÉRATURE DU MILIEU. — IV. MATIÈRES MISES EN ŒUVRE. — V. DANGERS RÉSULTANT DE L'OUTILLAGE. — VI. PREMIERS SOINS A DONNER EN CAS D'ACCIDENTS.

I. — PRÉLIMINAIRES.

> L'hygiène, ou plutôt la civilisation dont elle est une face, se résume en deux mots : moralité, aisance.

Dans son acception étymologique, le mot *hygiène* désigne cette partie de la médecine qui fait connaître les conditions de la santé et les moyens de la conserver.

L'hygiène se divise en deux parties :

1° *Hygiène privée* qui s'enferme dans l'organisme ;

2° *Hygiène publique* qui n'est que l'extension de l'hygiène privée.

Nous n'avons à nous occuper ici que d'une partie de l'hygiène publique : *l'hygiène industrielle ou des travailleurs employés dans l'industrie.*

L'hygiène industrielle se propose de diriger les influences matérielles relatives aux travailleurs dans l'intérêt de leur conservation.

L'hygiène industrielle s'appuie sur la statistique médicale et sur l'économie politique ; elle constitue, à vrai dire, la seule médecine possible pour les masses ; à ce point de vue, cette science révèle les conditions du *progrès social*.

Hallé a adopté dans son cours d'hygiène les trois grandes divisions : 1° le sujet ; 2° la matière ; 3° règles de l'hygiène.

Science née d'hier, comme la statistique médicale,

l'hygiène industrielle a besoin de faits généraux, de chiffres authentiques, de données positives qui, rapprochés, groupés, fécondés par l'intelligence, conduisent à la découverte des lois régulatrices des travailleurs, la partie la plus nombreuse et la plus intéressante de la société. L'hygiène industrielle ne s'accommode point des approximations, dont l'hygiène privée est souvent réduite à se contenter. Elle est loin, sans doute, de posséder les matériaux nécessaires pour résoudre toutes les questions qui entrent dans son domaine ; mais déjà des solutions de la plus haute importance ont été données, lesquelles ne seront plus démenties par les recherches ultérieures. L'hygiène industrielle possède à l'heure actuelle un plan général entièrement déterminé.

Les conditions de salubrité doivent être imposées à toutes les industries, manufactures, fabriques, usines, mines, chantiers et ateliers, et, partout, on doit veiller à la sécurité des travailleurs, force vive de la nation. L'État ne peut se désintéresser de cette question; mais il doit la voir de haut. Si une loi peut en tracer les règles générales, il lui sera toujours impossible d'en fixer les règles particulières; car non seulement ces règles varient suivant chaque industrie, mais elles varient encore dans la même industrie, suivant que l'établissement est dans une position salubre ou insalubre, suivant qu'il applique à sa fabrication tel ou tel procédé, tel ou tel engin mécanique. Il y a là des détails infinis, dans lesquels la loi ne peut pas entrer et qui doivent être laissés à l'initiative des industriels.

II. — ATMOSPHÈRE DU TRAVAIL

Air confiné. — Tout le monde sait qu'on désigne par *atmosphère* la masse d'air qui entoure la terre de tous les côtés, et dans laquelle sont plongés tous les corps qui existent à la surface.

Pour le physiologiste, l'air est l'immense réservoir où les plantes puisent l'acide carbonique nécessaire à leurs besoins et les animaux l'oxygène qui alimente leur vie ; c'est encore à l'air que les plantes empruntent directement ou indirectement leur azote, et c'est là que les animaux le restituent en définitive : de telle sorte que l'atmosphère, mélange d'oxygène, d'azote et d'acide carbonique, se renouvelle et se reconstitue incessamment par mille échanges qui dérivent des phénomènes de la végétation et de ceux de la vie animale.

L'atmosphère des manufactures, ateliers, etc., est à la classe des travailleurs ce que l'atmosphère d'une ville est à toute une population.

La capacité d'un atelier se proportionne au nombre de personnes qui y travaillent et à la durée moyenne du séjour qu'elles y font pendant les 24 heures de la révolution diurne.

L'air confiné dans un atelier agit par son humidité,

par son volume, par ses altérations, par sa température, par le mode et le degré de son renouvellement.

L'air confiné est nuisible, non seulement par le changement de proportion de ses éléments, par l'élévation de sa température, par l'addition des principes étrangers, mais encore par le défaut de mouvement et parfois de rayonnement solaire.

Le volume d'air à fournir par individu et par heure doit être de 6 mètres cubes, nombre suffisant pour assainir les ateliers et pour prévenir les effets produits par la respiration et par la transpiration. (Expériences de Péclet.)

Dangers de l'encombrement. — Les dangers de l'encombrement sont faciles à comprendre; ils sont la suite de la dénaturation de l'air atmosphérique par l'acte de la respiration et celui de la transpiration.

Nécessité de l'aération et de la ventilation. — Toutes les manufactures, ateliers, etc., destinés à recevoir d'une manière permanente des personnes, doivent être établis dans des espaces libres, à une certaine distance des habitations privées, loin de foyers d'infection de toute espèce; il faut ensuite déterminer leurs conditions d'aérage, de ventilation, de chauffage et d'éclairage, de telle manière qu'il n'en résulte aucun inconvénient pour ceux qui y séjournent.

La nécessité de l'aération et de la ventilation n'a pas besoin d'être démontrée.

NOTES GÉNÉRALES SUR LA VENTILATION.

Historique. — En Angleterre, la ventilation a été l'objet de longs et anciens travaux ; en 1715, le docteur Desaguliers ventile les salles du Parlement au moyen d'un *foyer d'appel* qu'il remplace bientôt par un aspirateur, déjà proposé en France.

Le docteur Hale, Sutton, Davy, Whitehurst, marquis de Chabannes, sir Georges Paul, William Strutt, Eveling, Anderson, Sylvester, et en 1810, Boulton et Watt appliquent plus ou moins heureusement des procédés de ventilation, soit naturelle, soit forcée.

En 1813, Deacon essaye *l'appel* par des appareils à eau chaude.

La ventilation est devenue une *science* en France sous la main de deux savants : d'Arcet et Péclet. — M. Combes lui a donné une puissante impulsion par ses ouvrages sur l'aérage des mines et surtout par la belle invention de *l'anémomètre*, sans lequel la ventilation, privée de toute expérience comparative et précise, n'aurait pas pris le caractère d'une science d'observation.

Les savants les plus illustres ont concouru à développer cette science si importante pour la salubrité de tous et l'amélioration de la vie : MM. Chevreul, Dumas, Boussingault, le général Morin, Andral, le professeur Gavarret, Leblanc, Orfila, Lessaigne.

Aucun travail n'est plus complet que celui de M. Glepin, ingénieur des mines du Grand Hornu, sur la comparaison des différents procédés de ventilation.

Objet de la ventilation. — La *ventilation* a pour objet de renouveler dans un édifice, dans une salle, l'air vicié par des êtres vivants ou par d'autres causes, soit trop refroidi ou trop échauffé, soit chargé de vapeur d'eau, et d'y faire entrer de nouvelles quantités d'air pur et sec, chaud en hiver, frais en été, de manière à assurer, à volonté, à ces locaux, les conditions de la plus complète salubrité ; elle a encore pour objet d'opérer dans des séchoirs la dessiccation des produits industriels.

Vitesse de l'air. — La vitesse de l'air est mesurée par *l'anémomètre.*

Volume d'air débité. — Quand on a calculé la vitesse v du courant, en multipliant la section du canal par la vitesse on obtient *le volume d'air débité.*

Des conditions hygrométriques de l'air destiné à la ventilation. — Darcet dit que pour être tout à fait salubre, l'air doit être à moitié saturé d'eau à la température de 15 à 16°.

Appareils de ventilation : — Les principaux appareils de ventilation consistent en :

Foyers au fond des puits ;
Foyers en haut des puits ;
Foyers au bas de la cheminée d'appel ;
Machines aspirantes à piston ;
Machine à cloche plongeante ;

Vis pneumatique de Motte ;
Ventilateur ailes planes de Letoret ;
Ventilateur plane de Sabloukoff ;
Ventilateur Combes à ailes courbes ;
Ventilateur Pasquet ;
Ventilateur Daugneau en fer de lance ;
Roue pneumatique de Fabry ;
Cheminée d'aérage avec produits de la combustion ;
Même cheminée avec la vapeur perdue de la machine.

Nous pouvons diviser les appareils de ventilation en deux classes :

1re classe de ventilateurs.

Appel par l'action de la chaleur agissant dans une cheminée.

2e classe de ventilateurs.

Appel par un appareil mécanique aspirant, mis en mouvement par un moteur :
Machines aspirantes à piston ;
Machines aspirantes à cloches plongeantes ;
Machines à vis pneumatique ;
Ventilateurs à ailes planes et ventilateurs à ailes courbes ;
Roue pneumatique de Fabry.

Dénaturation de l'air des établissements publics. — Maintenir un établissement public *salubre,* c'est lui enlever d'abord, à mesure qu'ils se produisent, les éléments nuisibles à la santé ou au fonctionnement des organes des êtres vivants ; c'est lui rendre, à mesure des besoins, la portion de diverses substances, indispensables au jeu de ces organes, et qui sont emportées à chaque instant, soit par ces organes, soit par des phénomènes physiques ou chimiques qui se produisent dans la salle même.

L'air est vicié, comme nous l'avons déjà dit, par plusieurs causes :

L'homme inspire 24 mètres cubes d'air par 24 heures et transforme en acide carbonique 480 litres en 24 heures.

L'air est encore vicié par les deux transpirations cutanée et pulmonaire, qui chargent l'air expiré de 38 grammes de liquides mis en vapeur ; ceux-ci exigent 5,840 grammes d'air pur pour être tenus en suspension.

Ainsi, en comptant 500 litres d'air inspirés par heure et 6 mètres cubes pour emporter les produits des deux transpirations, on arrive *au chiffre de 7 mètres cubes d'air à ventiler, par heure et par individu.*

DIVERS MODES D'AÉRATION ET DE VENTILATION[1].

Ventilation naturelle ou spontanée. — Elle résulte de l'ouverture accidentelle des portes et des fenêtres, de l'ouverture permanente des cheminées : une pièce pour-

1. Au sujet de la ventilation, le système par insufflation est préférable à celui par aspiration, surtout quand la température est élevée. — Le premier envoie dans l'atelier de l'air pur en abondance au moyen de tuyaux

vue d'une cheminée représente un canal composé de deux branches, l'une verticale et l'autre horizontale, ouvert par les deux bouts : si l'air du canal est plus chaud que l'atmosphère, il s'écoule par l'orifice supérieur ; s'il est moins chaud, c'est par l'orifice inférieur qu'il s'échappe, etc. Elle s'exerce par les courants d'air qui se produisent par le seul effet des inégalités de température entre l'air extérieur et l'air intérieur des habitations.

Les ateliers continuellement habités exigent impérieusement que l'on ait recours à la ventilation artificielle, car il est impossible dans la plupart des cas de leur donner une capacité telle qu'il soit possible de se passer des moyens ventilateurs.

Ventilation artificielle. — Tous les appareils de ventilation artificielle peuvent être ramenés aux catégories suivantes :

1° Appel par l'action de la chaleur agissant dans une cheminée ;
2° Appel par un appareil mécanique aspirant mis en mouvement par un moteur ;
3° Ventilation mécanique par refoulement ou pulsion, au moyen de ventilateurs.

---

suspendus à une certaine hauteur, avec des ouvertures réglables à volonté ; cet air descend ensuite insensiblement à la hauteur des ouvriers et s'échappe par les fissures des portes et des fenêtres. Il détermine, en outre, une agitation imperceptible ou très légère de l'air qui provoque une sensation de bien-être.

La ventilation par aspiration a pour inconvénient de faire pénétrer par les ouvertures des portes de l'air plus ou moins pur et de soulever ou mélanger les poussières dans l'atmosphère de l'atelier.

Dans la question de la ventilation, il ne faut pas perdre de vue la quantité de chaleur produite par l'homme lui-même. Celui-ci, brûlant dans l'acte de la respiration et par heure $0^{g},67$ d'hydrogène et 10 grammes de carbone, ces proportions représentent, la première 23,450 unités de chaleur et la seconde 79,000; total : plus de 102,000 calories, dont un quart environ sert à la vaporisation des 40 grammes d'eau que fournissent en moyenne, dans le même laps de temps, les respirations cutanée et pulmonaire : les trois autres quarts se communiquent à l'air et aux corps ambiants. Or, pour procurer par heure à un homme 10 mètres cubes d'air à 15° la température extérieure étant à zéro, il suffit d'une dépense de 50,000 calories. La chaleur produite par l'homme couvre donc le déficit de température de l'air introduit par ventilation; mais il restera à compenser par le résultat du chauffage la perte par les vitres et les murs. Celle-ci est évaluée à 80 unités de chaleur par mètre carré de vitre et par heure et à 27 unités de chaleur par mètre carré de mur et par heure.

En résumé toute ventilation doit subvenir aux besoins suivants :

1° Il faut pour la respiration et par heure, à un homme, 1 mètre cube d'air à 16° centigrades.

Il faut pour la respiration et par heure, à une femme, $0^{m^3},566$ d'air à 16° centigrades;

2° Pour réduire l'acide carbonique exhalé par la respiration à 2 p. 1,000 il faut

par homme et par heure, 11 mètres cubes d'air à 16°;
par femme — $6^{m^3},250$ —

3° Pour évaporer les 31 grammes de transpiration pulmonaire fournie en moyenne par heure, il faut 3^{m3},100 d'air, et, pour les 60 grammes de transpiration cutanée, 6 mètres cubes d'air par heure à 16° :

Total : 21 mètres cubes d'air à 16° centigrades par heure et par homme; 15^{m3},916 d'air à 16° centigrades par heure et par femme.

Ces évaluations sont basées sur les données d'*Andral* et *Gavaret* ; elles sont faites au maximum.

VENTILATION DES MANUFACTURES, ATELIERS, ETC.

Quelquefois il est suffisant de donner de grandes dimensions aux salles et de pratiquer dans le bas des murs latéraux des bouches d'entrée d'air et, à la partie supérieure, des sorties fermées à volonté.

Procédé Duvoir. — Ce procédé consiste en une cheminée de 5 à 6 mètres de hauteur établie au sommet du bâtiment à ventiler. Dans cette cheminée viennent déboucher des conduits d'appel pratiqués dans les murs et partant de chacune des salles superposées, où ils s'ouvrent à volonté en haut et en bas de la salle, avec des registres qui permettent en hiver d'appeler l'air le plus froid au bas de la salle, et en été l'air le plus chaud par la bouche supérieure.

Dans la cheminée d'appel sont placés le vase de distribution des appareils de chauffage à eau chaude du bâtiment et les départs des tuyaux descendant aux diverses séries de poêles qui chauffent successivement les étages supérieurs.

Procédé de ventilation mécanique par insufflation. — Un autre procédé, basé sur un nouveau principe, qui peut être utilisé quand on dispose de la vapeur perdue des machines à vapeur, c'est le procédé de ventilation mécanique par insufflation.

Ce procédé a été appliqué à la manufacture de Châtellerault par le général Morin et par MM. Thomas et Laurens aux ateliers de taillerie de cristaux de Baccarat.

VENTILATION DES LIEUX D'AISANCE.

Règles générales. — L'*appel* doit agir sous la fosse même et non pas sur la cuvette, pour que les gaz, développés par la fermentation des matières dans la fosse ne soient jamais exposés à se dégager brusquement par le siège.

Il faut, quand on le peut, établir devant les cabinets des antichambres qui aient des fenêtres ou des ouvertures donnant à l'extérieur directement, ou, si on ne le peut pas et *dans tous les cas,* installer un appel très puissant sur la fosse, au moyen, en été, d'un fort bec de gaz ou de lampe, et, en hiver, des tuyaux de fumée de l'appareil de chauffage. Une prise d'air doit être amenée du dehors, soit dans le cabinet, soit dans son antichambre.

Pression atmosphérique. — On a calculé que la pression atmosphérique supportée par l'homme adulte équivaut à 17,990 kilogrammes ; et c'est ce degré de pression représenté sur le baromètre par une colonne mercurielle de 756 millimètres qui convient le mieux à sa santé.

Effets de la compression et de la décompression. — Des expériences directes, puisqu'elles portent sur l'homme lui-même, ont mis en évidence les effets physiologiques que détermine l'augmentation ou la diminution de la pression atmosphérique.

Lorsqu'on augmente la pression naturelle de l'atmosphère sur le corps de l'homme, on observe les phénomènes suivants. La membrane du tympan, refoulée vers l'oreille interne, devient le siège d'une pression incommode qui se dissipe graduellement à mesure que l'équilibre se rétablit. Les inspirations de la respiration sont grandes et moins fréquentes par conséquent que dans l'état ordinaire; au bout de peu de temps on éprouve dans la poitrine une chaleur agréable. La circulation est modifiée d'une manière notable; le pouls est plein, résistant, fréquent; les fonctions intellectuelles sont excitées, l'imagination est vive et, chez quelques personnes, il se manifeste une sorte de délire, d'ivresse. Les mouvements sont faciles, énergiques et semblent plus assurés. Les actes de la digestion, toutes les sécrétions et particulièrement celles de l'urine et de la salive s'accomplissent avec aisance. On dirait que le poids du corps est diminué de beaucoup.

La transition de l'air comprimé à l'air libre ramène la douleur dans les oreilles; l'air comprimé, en s'échappant par la trompe, y entraîne le mucus qu'il avait refoulé dans la caisse du tympan, lors du passage de l'air libre à l'air comprimé. Quelquefois cette transition amène des troubles graves et même *la mort subite*. La possibilité de cet accident est en raison directe de la rapidité de la transition.

Les dangers de la décompression consistent principalement :

1° Dans le relâchement de la membrane du tympan, qui amène une sensation passagère analogue à celle qui est causée par la compression ;

2° La respiration est gênée ;

3° Les inspirations sont courtes et fréquentes ;

4° Le pouls est plein, dépressible et fréquent ;

5° On éprouve un sentiment de faiblesse générale.

Qualités de l'air à introduire dans les ateliers. — Il est de la plus haute importance d'introduire dans les ateliers, manufactures, etc., de l'air absolument pur. Autant que possible la prise d'air doit s'ouvrir au nord, à un point élevé, pour éviter l'air humide et surtout l'air vicié des salles voisines.

VAPEURS, GAZ ET POUSSIÈRES MÊLÉS A L'AIR.

Vapeurs et gaz irrespirables, irritants, toxiques. — *Sulfure de carbone.* — L'intoxication peut se manifester brusquement avec prédominance de phénomènes analogues à ceux de l'ébriété.

Troubles digestifs, — coliques, — accès de fièvre, — altération profonde de la mémoire, — céphalalgie compressive, — vertige intense, — trouble de la vue, — surdité.

TRAITEMENT HYGIÉNIQUE. — Éloignement de la cause. — Exiger que les appareils de fabrication soient placés sous des hangars ventilés (ventilation *per descensum*).

Phosphore. — Maladie caractéristique des fabricants d'allumettes chimiques : nécrose des mâchoires.

Gaz d'éclairage. — Vapeurs ammoniacales. — Vapeurs arsenicales. — Grillage des minerais contenant de l'arsenic. — Les vapeurs et gaz sont variables à l'infini; à chacun d'eux appartiennent des effets différents dont il faut étudier le traitement particulier.

Poussières végétales. — Les unes, comme le duvet uniformément répandu sur les feuilles et les branches du platane, comme les poussières amylacées qui entourent les meuniers, les boulangers, les amidoniers, irritent mécaniquement les surfaces muqueuses sur lesquelles elles se déposent (yeux, narines, larynx, bronches) ; les autres, outre cet effet, pénètrent par absorption dans l'organisme et déterminent alors une autre série de phénomènes : telles sont les poussières de noix vomique que respirent les pileurs de drogues, les poussières d'aconit, de jusquiame, de tabac.

Tabac. — La fabrication du tabac exerce-t-elle une influence sur la santé et les maladies des ouvriers? L'opinion la plus exacte, celle qui découle d'une enquête minutieuse, faite par les médecins attachés aux manufactures de tabac, établit que les ouvriers s'acclimatent au bout de quelque temps, ne contractent pas de maladies particulières et vivent longtemps.

Cependant certains ouvriers éprouvent de la céphalalgie et finissent par tomber malades. Leur teint s'altère : ce n'est point une décoloration simple, une pâleur ordinaire, c'est un aspect gris avec quelque chose de terne, une nuance mixte qui tient de la chlorose et de certaines cachexies.

Chanvre et lin. — Les ouvriers qui cardent, peignent, pilent, filent et tissent le chanvre et le lin ne sont pas incommodés par les émanations, mais ils éprouvent tous les effets nuisibles d'une atmosphère chargée de poussière filamenteuse : effets qui sont les mêmes pour les ouvriers en coton.

Poussières minérales. — *Charbon, poussier de charbon.* — Ces poussiers occasionnent diverses maladies : chlorose, mélanose, phtisie charbonneuse.

Céruse. — Coliques de plomb.

Cuivre. — Colique métallique analogue à celle de plomb.

Mercure. — Le mercure se volatilise à la température ordinaire, pénètre dans le sang par les voies respiratoires et agit sur l'organisme comme s'il avait été appliqué sur les tissus (gonflement mercuriel des gencives, tremblement, paralysie, vertiges, enflure des pieds, ulcères des gencives, chute des dents, asthme, phtisie, paralysie).

Comme traitement, faire un exercice pour provoquer une sueur abondante, se laver à l'eau chaude.

Grès. — *Plâtre.* — *Émeri.* — Des grains se déposent sur le tissu pulmonaire, l'érodent et le déchirent.

Arsenic. — Les effets des émanations et des poussières d'arsenic ne sont autres que ceux de l'empoisonnement par l'arsenic : coryza initial, — sputation continue, — gonflement œdémateux de la base du nez, des joues et des lèvres, éruption papulo-vésiculeuse sur les parties mises en contact avec la poussière toxique, puis coliques.

Poussières animales. — Il faut distinguer ici :

1° L'expansion des émanations animales dans l'air libre ou leur concentration dans des enceintes plus ou moins fermées ;

2° L'état frais ou la putréfaction plus ou moins avancée des matières qui fournissent ces émanations ;

3° Le degré d'aisance des ouvriers et leur degré d'acclimatement.

(Laine, soie, chapeliers, plumassiers, cardeurs, brossiers, fourreurs, matelassiers, tanneurs, mégisseurs, boyaudeurs, fabricants de colle forte, fondeurs de suif, de graisse.)

Remarque. — Quand les générateurs à vapeur sont employés dans les usines où il y a des poussières animales en suspens ou en mouvement dans l'atmosphère ambiant, après l'enquête *de commodo et incommodo* exigée, l'autorisation porte ordinairement que *les gaz dégagés des matières en fabrication soient ramenés dans le foyer des fourneaux et brûlés avec les matières combustibles;* ce qui procure le double avantage de détruire les émanations insalubres et d'utiliser des produits propres à la combustion. Mais ce moyen augmente les dangers d'incendie.

Gaz ou poussières lourdes. — *Ventilation per descensum.* — Quand il s'agit de gaz ou de poussières lourdes, il est possible d'effectuer la *ventilation per descensum,* en établissant dans le sol de l'atelier une série de canaux énergiquement aspirés par un foyer, une cheminée d'appel, etc.

III. — TEMPÉRATURE DU MILIEU

Action de la chaleur et du froid. — La sensation du chaud et du froid est relative.

La température du corps humain peut être évaluée à 37 degrés en moyenne.

Dans les fortes chaleurs la peau joue le rôle le plus efficace.

L'homme résiste à des froids extraordinaires (45° centigrades).

Le froid et la chaleur ne paraissent pas agir autrement sur l'économie que l'air sec, chaud ou froid ; nous n'exposerons donc que les effets de l'air sec, chaud et froid.

Action de l'air sec et chaud. — L'air sec et chaud détermine à la fois en nous des phénomènes physiques et vitaux : les premiers consistent dans l'expansion des fluides et dans la dilatation des solides ; les autres se rapportent pour la plupart à la manière dont le cerveau est affecté par la chaleur.

D'une façon générale, les effets de la chaleur atmosphérique varient suivant son degré thermométrique : entre 15 et 25° centigrades elle stimule modérément ; entre 25 et 35° elle débilite ; au delà de 40°, elle exerce une action délétère sur le sang, dont elle diminue la fibrine et la plasticité, et elle produit dans le système nerveux des troubles qui se traduisent par une surexcitation bientôt suivie de collapsus.

Action de l'air sec et froid. — L'action du froid sec sur l'économie diffère suivant deux ordres de causes, dont les unes sont extérieures et les autres propres au sujet qui y est soumis. En général, l'air sec et froid active la respiration et il est nécessaire, en ce cas, de fournir à l'organisme des matières combustibles : vin, alcool, graisse, etc.

IV. — MATIÈRES MISES EN ŒUVRE.

Nous avons déjà parlé de cette question aux paragraphes « *poussières, tabac, chanvre et lin, poussières minérales et poussières animales* ». Nous ne pouvons que nous en tenir à ces généralités.

Cependant, nous croyons qu'il est bon de renvoyer nos lecteurs, pour les détails touchant cette question délicate, aux rapports annuels de MM. les membres de la Commission supérieure du travail.

V. — DANGERS RÉSULTANT DE L'OUTILLAGE.

Les dangers résultant de l'outillage constituent une question fort complexe qu'il nous est impossible de traiter dans tous ses détails.

D'une façon générale, nous ne pouvons que déclarer qu'il faut entourer de clôtures toutes les machines motrices, faire recouvrir les machines-outils de plaques protectrices, surtout vers les engrenages (machines à percer, etc.), et clôturer les trappes qui se trouvent dans les ateliers où des enfants, des filles mineures et des femmes sont employés.

INFLUENCE DES PROFESSIONS SUR LA DURÉE DE LA VIE.

D'après les calculs de Lombard, le nombre moyen d'années que les influences diverses ajoutent ou ôtent à la vie sont :

Atmosphère . .	vapeurs minérales et végétales . .	4,9
	poussières diverses.	2,5
Genre de vie . .	active ajoute	1,4
	sédentaire ôte	1,4
Accidents et morts violentes		2,3
Aisance ajoute.		7,5
Défaut d'aisance ôte		7,5

Déjà la somme des assainissements effectués est grande ; l'introduction des machines a supprimé de rudes labeurs, les conditions d'hygiène des manufactures s'améliorent ; mais il y a encore beaucoup à faire pour procurer à la classe laborieuse la somme des biens qui devrait lui revenir, afin de calmer le malaise qui travaille la société et la préserver des désordres, des malheurs qui peut-être la menacent.

VI. — PREMIERS SOINS A DONNER EN CAS D'ACCIDENTS.

Préliminaires. — Au sein des villes, même les plus populeuses, l'arrivée d'un homme de l'art se fait souvent longuement attendre, alors que, dans certains cas, chaque minute qui s'écoule voit s'évanouir les chances de salut pour le patient et presque fatalement augmenter l'intensité de ses souffrances.

Or, aujourd'hui, grâce aux étonnants progrès de la chirurgie, les plaies, si vastes soient elles, ne comportent plus par elles-mêmes aucun pronostic fâcheux, abstraction faite du danger résultant d'une perte de sang excessive ou de la lésion de certains organes (cerveau, cœur, poumons, etc.), lésion parfaitement curable du reste dans nombre de cas.

Objet du premier pansement. — Le premier pansement a pour but de *s'opposer à l'hémorragie,* de *rapprocher les parties divisées et de les protéger contre l'action des germes nuisibles.*

L'eau ordinaire, l'air que nous respirons, les objets de toute espèce, la surface même de notre corps, tout en un mot autour de nous fourmille de germes infiniment petits (microbes, bacilles, bactéries), dont les uns sont inoffensifs, dont d'autres constituent les seuls agents de l'inflammation et de l'infection des plaies (érysipèle, diphtérie, infection purulente).

En l'absence de ces microbes, toute plaie, grande ou

petite, reste indolore et se cicatrise sans fournir de pus, si ses parois sont intimement accolées, en ne sécrétant qu'une minime quantité de sérosité purulente, si elle est restée ouverte.

Pour faire de l'antisepsie, un long apprentissage est nécessaire tout autant que l'utilisation de matériaux de pansement désinfectés.

Un bon pansement permet une guérison rapide, réduit au minimum l'intervention ultérieure du chirurgien et ne se renouvelle d'ordinaire qu'une fois ou deux dans le cours du traitement.

SYNCOPE.

Faiblesse. Défaillance. Évanouissement.

Traitement. — Dès que se reconnaît l'imminence d'une défaillance, on doit faire asseoir le patient, le faire respirer profondément, renouveler l'air ambiant, desserrer les vêtements, faire aspirer des sels anglais, de l'eau de Cologne, du vinaigre fort, donner du café, un peu de liqueur ou de vin généreux.

Quand l'évanouissement est plus sérieux (perte de connaissance et résolution des membres complètes), on couchera immédiatement le sujet tout de son long sur un plan horizontal, on laissera même descendre la tête plus bas que le tronc ; on peut également soulever les membres inférieurs, donner sur les joues de vigoureux soufflets, mais on s'abstiendra de donner des coups sur le ventre ou la poitrine. Ces diverses manœuvres ont pour but d'amener le sang au cerveau.

Cela fait on peut recourir aux prescriptions énoncées à propos de la défaillance.

CONGESTION ET HÉMORRAGIE CÉRÉBRALES.

On entend par congestion cérébrale l'afflux, dans l'intérieur des vaisseaux du cerveau, d'une quantité anormale de sang, tandis que l'hémorragie provient d'une déchirure d'un de ces vaisseaux et amène un épanchement sanguin dans la substance cérébrale même.

Dans le premier cas, il existe donc un simple trouble circulatoire; dans le second il s'est produit au contraire une lésion, pour ainsi dire irréparable. Les deux accidents sont ordinairement simultanés ou consécutifs et leur diagnostic différentiel est souvent difficile au moment même où ils viennent à se manifester.

En ce qui nous concerne, il importe peu de les distinguer, le traitement que nous devons leur opposer pouvant, dans les deux cas, être le même pendant les premiers moments. Nous ne différencierons par conséquent ces deux accidents ni au point de vue des symptômes, ni à celui des remèdes à y apporter.

L'abus des boissons alcooliques, les excès de table, l'action de la chaleur, l'ivresse, une émotion violente en constituent souvent les causes occasionnelles.

Le coup de soleil n'est autre chose qu'une congestion.

Symptômes. — Éblouissements, vertiges, pesanteur ou douleur de tête, somnolence, langue pâteuse, parole lente, ralentissement du pouls, puis lorsque les phénomènes augmentent encore, le sujet tombe sans connaissance et complètement inerte, les lèvres se projettent en avant (le patient fume sa pipe), le pouls reste large et ralenti.

Traitement. — Coucher le patient dans un lieu bien aéré, la tête haute appuyée sur un corps dur (paille, crin), desserrer tous les vêtements, attirer le sang vers les membres inférieurs par des frictions vigoureuses et prolongées, par l'application sur les mollets et la face interne des cuisses de 4 à 6 sinapismes à la fois, laissés en place une dizaine de minutes et renouvelés à plusieurs reprises.

En même temps, couvrir toute la tête de larges compresses trempées dans l'eau glacée. Au préalable, couper les cheveux s'ils sont longs. — Quand on a de la glace, on remplit au tiers une grande vessie avec des fragments de la grosseur d'une noix et on fait l'application de la vessie sur la tête et la nuque, comme une calotte.

Lorsque la congestion ou l'hémorragie est absolument hors de doute, poser sur les membres inférieurs ou la base de la poitrine 25 à 30 ventouses sèches.

CONVULSIONS.

Spécialement : épileptiques, hystériques.

Traitement. — Il faut intervenir avec beaucoup de ménagements et plutôt calmer qu'exciter le zèle des spectateurs.

On devra habituellement se borner à placer le sujet de façon à ce qu'il ne puisse se blesser. Veiller à ce qu'aucun vêtement ne comprime le cou, la poitrine ou la ceinture, à ce que la bouche et le nez restent à découvert. S'efforcer d'empêcher les morsures de la langue, en glissant entre les mâchoires des objets doués d'une certaine élasticité et offrant un volume assez considérable pour ne pouvoir être avalés (mouchoir tordu sur lui-même, etc.).

EMPOISONNEMENTS.

Observations générales. — Même en l'absence de renseignements précis, il est permis de croire à un empoisonnement, quand une personne vient à être prise peu de temps après l'absorption d'aliments, de boissons ou d'une substance quelconque, *d'envies de vomir,* de *vomissements,* de *douleur intense* dans la région de l'estomac ou dans le ventre et qu'elle présente des symptômes, tels que: *délire, insensibilité* plus ou moins complète, *refroidissement* marqué, *crampes* ou *douleurs* vives dans les membres, respiration difficile ou ralentie, convulsions, assoupissement complet, etc.

Traitement. — *S'efforcer de faire rejeter la plus grande partie sinon la totalité des substances nuisibles absorbées.*

10 centigrammes d'émétique dans un demi-verre d'eau tiède, pris en 2 ou 3 fois en 10 minutes, ou

1 gramme et demi de poudre d'ipécacuanha dans un verre d'eau tiède.

Lorsque le vomissement est survenu ou lorsque, au contraire, il ne se produit pas, faire boire beaucoup d'eau pure, de lait ou d'eau *albumineuse* (5 à 6 blancs d'œuf délayés dans un litre d'eau), amidon cuit, huile d'olives, décoction de graine de lin.

S'il se manifeste des tendances à la syncope, à l'assoupissement, donner du café fort, du vin chaud, un grog.

Dans le cas d'empoisonnement par les *acides*, faire avaler *dans un litre d'eau 50 à 100 grammes de magnésie calcinée* (5 à 10 cuillerées à soupe remplies jusqu'aux bords);

30 à 40 grammes de bicarbonate de soude;

De l'eau de chaux pure;

De l'eau de savon;

Et ensuite de l'eau albumineuse.

S'il s'agit de l'absorption *d'alcalis*, donner de l'eau fortement *vinaigrée* (6 à 8 cuillerées à soupe de vinaigre de table par litre d'eau), du *jus de citron* en grande quantité, une grande cuillerée d'acide tartrique dans un demi-litre d'eau.

Les accidents de cause externe, qui vont nous occuper maintenant, sont de nature si variable et parfois si étrange, qu'il ne saurait être question de les passer tous en revue. Nous ne considérerons que les plus importants.

ASPHYXIE.

L'*asphyxie* consiste dans la suspension relative ou absolue de la respiration ; elle exige des soins *immédiats*.

Elle procède de causes fort diverses, qui peuvent se grouper en *trois catégories*.

1re catégorie. — Dans cette première catégorie se rangent les obstacles à l'entrée de l'air dans les voies respiratoires (pendaison, compression du cou ou de la poitrine, corps étrangers dans le conduit respiratoire).

2e catégorie. — Dans la seconde catégorie rentrent les causes qui produisent une diminution considérable de la quantité d'air inspiré ou qui mettent complètement obstacle à son arrivée (submersion, encombrement extrême, emprisonnement dans des endroits hermétiquement clos, en cas d'éboulement par exemple).

3e catégorie. — A la troisième catégorie ressortissent les causes amenant le mélange, avec l'air respiré, d'une trop forte proportion de gaz impropres à la respiration (gaz d'éclairage, acide carbonique) ou de gaz toxiques (oxyde de carbone, acide sulfhydrique des fosses d'aisances ou des égouts).

Au point de vue du traitement, nous réunirons en un seul groupe les accidents des deux premières catégories.

1° Asphyxie par occlusion des voies respiratoires. — Lorsqu'il s'est introduit un corps étranger dans les voies respiratoires, *rassurer* de son mieux le sujet, l'engager à respirer avec calme, introduire l'index dans la gorge soit pour tâcher de saisir le corps du délit s'il est accessible, soit au moins pour provoquer les efforts de vomissements. Appeler en toute hâte le médecin, en le prévenant qu'une trachéotomie sera peut-être nécessaire.

L'obstacle écarté, coucher le patient sur le dos, la tête et les épaules un peu haut, le tronc découvert, la ceinture complètement dégagée. Souffleter vigoureusement les joues ou les flageller avec un linge humide, faire respirer du vinaigre fort, de l'eau de Cologne, ouvrir la bouche à l'aide d'un coin de bois, d'un manche de cuiller, etc., et tâcher d'attirer la langue au dehors à l'aide des doigts recouverts d'un linge; débarrasser la gorge des mucosités qu'elle peut contenir.

2° **Submersion.** — S'il s'agit d'un noyé, le coucher pendant quelques instants sur le côté droit ou même sur le ventre, la tête basse, afin d'évacuer l'eau qui pourrait s'être introduite dans le larynx et la trachée.

La respiration ne se rétablit-elle pas spontanément, la face ne reprend-elle pas vie, on doit recourir aussitôt à la *respiration artificielle* par le procédé de *Sylvester*.

Manière de pratiquer la respiration artificielle. — Étendre le sujet sur le dos, les épaules légèrement soulevées par ses vêtements enroulés, par un coussin, une pièce de bois, etc., s'agenouiller derrière lui, saisir les avant-bras au-dessous des coudes, les relever vers soi en frôlant la tête, de façon à tendre tous les muscles qui vont de l'épaule aux côtés du thorax et amener les bras dans le prolongement du corps. — On détermine ainsi un fort élargissement de la poitrine et on y appelle une notable quantité d'air. — Abaisser ensuite les bras par un mouvement inverse du précédent et les presser assez fortement sur les côtés de la poitrine de façon à comprimer celle-ci et à en chasser l'air. — Répéter ces manœuvres régulièrement et avec une certaine lenteur (16 à 18 fois par minute), jusqu'à ce que la victime se prenne à respirer spontanément.

S'il était impossible d'employer cette méthode, on la remplacerait par l'*insufflation de bouche à bouche.*

Manière de pratiquer l'insufflation de bouche à bouche. — Fermer avec une main les narines du patient, comprimer légèrement la pomme d'Adam (face antérieure du cou) pour empêcher l'air de pénétrer dans l'estomac, appliquer ses lèvres sur celles de la victime et insuffler doucement une certaine quantité d'air. La poitrine s'étant dilatée, la vider en la comprimant sur ses deux côtés à sa partie inférieure. Réitérer cette manœuvre dans les mêmes conditions que la précédente.

Ne pas se décourager trop vite. Parfois, il faut *une heure ou deux et même davantage* pour ranimer la vie.

Au moment où se manifeste le retour de la vie, on doit chercher, par tous les moyens possibles, à rappeler la chaleur du corps (frictions, enveloppement dans des couvertures chaudes, application de sacs de sable, de son, de cruchons, etc.). Ne donner à boire que quand le patient a repris plus ou moins connaissance (café chaud, grog, cognac, vin chaud).

3° Asphyxie par suite du séjour dans un air vicié. — Exposer le patient au grand air la tête relevée, asperger violemment d'eau froide la face et la poitrine, donner des soufflets, irriter les narines avec les barbes d'une plume, faire respirer pendant peu d'instants de l'eau de Cologne, des sels anglais.

Recourir, si la respiration ne se rétablit pas, à la respiration artificielle.

Quand il s'agit d'*accidents occasionnés par les émanations d'une fosse d'aisance* ou d'un égout, neutraliser l'acide sulfhydrique par le dégagement d'un peu de chlore sous les narines. Pour arriver à ce résultat, placer quelques bonnes pincées de chlorure de chaux pulvérulent dans l'intérieur d'une compresse, imbiber cette compresse de vinaigre et la tenir à 8 ou 10 centimètres du visage du patient.

Si on possède de l'oxygène, en faire inhaler le plus possible.

Asphyxie causée par le froid. — Placer le malade dans un endroit frais, jamais dans une pièce chaude, le déshabiller complètement, le frictionner avec de la neige ou à l'aide de linges imbibés d'eau froide. Ne ranimer la chaleur qu'avec une grande lenteur et faire usage de la respiration artificielle. — Opérer de la même façon que dans le cas précédent.

Asphyxie causée par l'excès de chaleur. — Se comporter comme s'il s'agissait d'une congestion cérébrale.

BRULURES.

Les brûlures comprennent *trois* degrés, selon la profondeur qu'elles présentent.

BRULURES DU PREMIER DEGRÉ.

Symptômes. — Simple rougeur de la peau et douleur cuisante.

Traitement. — Se borner à soulager la douleur par application de compresses d'eau froide, d'huile, ou d'un autre corps gras, d'argile, de mastic (de vitrier), de collodion si le mal est peu étendu, de solution de cocaïne à 5 ou 10 p. 100.

BRULURES DU DEUXIÈME DEGRÉ.

Symptômes. — Douleur vive, changement de coloration de l'épiderme qui devient blanchâtre ; formation d'ampoules remplies de sérosité citrine.

Traitement. — Ne jamais arracher *l'épiderme,* se borner à piquer les cloches avec une grosse aiguille et les vider délicatement.

Appliquer des compresses trempées dans de l'eau glacée ou plonger la partie atteinte dans de l'eau froide et l'y laisser longtemps ; la protéger contre le contact de l'air au moyen de corps gras (compresses imprégnées d'huile d'olive, de liniment oléo-calcaire, de cérat, etc.).

BRULURES DU TROISIÈME DEGRÉ.

Symptômes. — Elles se reconnaissent à la présence d'escarres, c'est-à-dire de plaques dures, insensibles au toucher, de teinte gris-cendre, jaune ou brun noirâtre. En ces points il s'est produit une véritable carbonisation de tissus qui doivent se détacher plus ou moins rapidement des parties restées vivantes.

Traitement. — Faire usage de celui indiqué plus haut pour soulager la douleur.

Remarque générale. — Déshabiller le patient avec prudence et mieux vaudra d'ordinaire couper ou déchirer les vêtements. — Au moment même de l'accident, si les vêtements avaient pris feu, on doit jeter sur la victime des paletots épais, des tapis ou des couvertures.

Brûlures des yeux. — Laver l'œil à grande eau, faire pénétrer, entre les paupières, 3 à 4 gouttes à la fois d'une solution de chlorhydrate de cocaïne à 5 p. 100. Recouvrir l'œil et ses environs de compresses trempées dans de l'eau très froide.

Brûlures par les acides (vitriol, eau régale, esprit de sel, etc.). — Projeter sur la partie atteinte de grandes quantités d'eau ordinaire ou mieux d'eau de savon, d'eau de chaux, de solution de bicarbonate de soude. On neutralise ainsi l'acide qui n'aurait pas encore eu le temps d'exercer son action caustique.

Brûlures par les alcalis (potasse, chaux vive). — Lotionner la région intéressée avec de l'eau pure ou additionnée de vinaigre ou de jus de citron.

CONTUSIONS.

La contusion qui est le résultat d'un choc contre un corps dur, à surface plus ou moins plane ou arrondie, peut présenter les degrés les plus variables. Elle peut donc ne pas laisser de traces apparentes, produire une tache bleuâtre (un bleu) ou entraîner parfois la désorganisation complète des parties intéressées.

Le symptôme primitif et le plus saillant de la contusion est la douleur, bientôt suivie d'un *gonflement* plus ou moins marqué.

La contusion peut atteindre les tissus extérieurs seulement ou intéresser également les organes internes (foie, poumons, cerveau, etc.).

Traitement. — Appliquer sur la région contuse des *linges imprégnés d'eau froide* et fréquemment renouvelés, ou mieux PANSEMENT HUMIDE (pansement à compression modérée) et mettre la région blessée dans le repos complet.

Les liquides à utiliser en pareil cas peuvent être L'EAU BLANCHE, L'EAU-DE-VIE CAMPHRÉE COUPÉE DE DEUX FOIS SON VOLUME D'EAU, ou mieux encore le LIQUIDE DE BUROW.

PLAIES.

Les chirurgiens distinguent plusieurs variétés de plaies; mais, à notre point de vue, il suffit de séparer les *plaies ordinaires* des plaies *virulentes* ou empoisonnées (morsure par animal enragé, piqûres de vipère, etc.).

Les petites plaies peuvent, comme les plus vastes, devenir le point de départ de phénomènes infectieux, par suite de l'introduction dans la plaie de germes nuisibles.

Hors le cas d'hémorragie excessive, on peut, sans inconvénient, reculer le pansement d'*une heure*. Mieux vaut se procurer les matériaux nécessaires et faire un pansement convenable, qu'intervenir avec une hâte inconsidérée. — On doit mettre la plaie et ses environs à découvert, en décousant ou en coupant les vêtements plutôt qu'en déshabillant le patient. Si la lésion siège au cuir chevelu ou dans une région poilue, il devient nécessaire de tailler très courts les cheveux ou les poils, ou même de les raser dans une étendue de 2 à 3 centimètres autour de la plaie.

1° Plaie ne donnant pas lieu à un écoulement sanguin abondant. — Laver la plaie avec de l'eau de source fraîchement bouillie, phéniquée à 2 p. 100 en projetant le liquide sur la plaie au moyen d'un petit arrosoir ou d'un petit irrigateur. Enlever les corps étrangers.

S'il existe un caillot sanguin, le respecter soigneusement.

Comme pansement, appliquer de la gaze sèche à l'iodoforme, au sublimé ou à l'acide borique (4 à 5 doubles).

Par-dessus cette gaze, mettre une forte couche d'ouate hydrophile, fixer le tout à l'aide d'une bande. Laisser la partie atteinte en repos.

Le pansement *humide* est préférable au pansement sec si la plaie est *contuse*.

2° Plaie donnant lieu à un fort écoulement de sang. — Combattre l'hémorragie au moyen de la compression directe sur la plaie ou la compression à distance, c'est-à-dire entre la plaie et le cœur, combinée avec l'élévation verticale s'il s'agit d'un membre.

Ne jamais employer ni *perchlorure de fer*, ni *amadou, immersion dans l'eau froide*. Si la blessure siège sur un membre, soulever perpendiculairement au corps le bras ou la jambe mis à nu.

Si le sang coule à flots, introduire, sans perdre un instant, un ou deux doigts à l'endroit d'où il s'échappe et presser fortement jusqu'à l'arrêt de l'hémorragie.

Si de cette façon on ne tarit pas la perte du sang, mettre un lien élastique (tube de caoutchouc, bretelle, etc.), à quelques travers de doigt au-*dessus* de la plaie, entre elle et le tronc par conséquent; faire, si possible, plusieurs fois le tour du membre, serrer jusqu'au moment où le sang s'arrête mais pas au delà.

Remarque. — Quand un blessé a perdu une très notable quantité de sang, il est nécessaire de le stimuler au moyen de frictions, d'inhalation de vinaigre fort, de grog, etc.

3° **Plaies envenimées.** — Ce sont celles qui résultent de la morsure d'animaux enragés, ou venimeux, de piqûres de mouches charbonneuses.

En pareille circonstance faire immédiatement *saigner la plaie* par la compression de ses bords et, pour empêcher le poison de se répandre dans l'organisme, comprimer le membre au-dessus de la plaie.

Sucer la plaie.

Cautériser la blessure avec l'acide nitrique ou l'acide azotique.

Arrachement ou broiement des membres. — *Stimuler le patient:* Eau de Cologne en inhalation, grog. Recouvrir les parties broyées de gaze iodoformée sèche ou de compresses trempées dans le liquide de Burow.

Si, par exception, il existe une hémorragie, établir une compression élastique au-dessus de la plaie ou faire de la compression directe sur le vaisseau qui fournit le sang.

HÉMORRAGIES.

Hémorragie nasale. (Saignement de nez, épistaxis.) — Si le sang coule abondamment, asseoir le sujet à l'*air frais,* desserrer les vêtements, appliquer des compresses froides sur la tête, le front et le nez, *faire aspirer par le nez de l'eau vinaigrée très froide* et surtout faire pencher la tête en avant, pendant qu'avec un ou deux doigts on *comprime fortement la narine qui fournit le sang;* continuer cette compression pendant 10 ou 15 minutes ou même davantage. Lorsque ces moyens n'agissent pas dans cet intervalle, prévenir un médecin.

Hémorragie buccale. — Distinguer celle qui résulte d'une lésion des poumons de celle qui est due à une maladie de l'estomac.

Lorsqu'il se produit une hémorragie par la bouche, il faut asseoir le sujet, le rassurer, lui faire garder le repos absolu, lui interdire de parler, éviter que la température ambiante ne soit élevée. — En même temps on appliquera de larges compresses glacées sur la poitrine et le creux de l'estomac et des sinapismes ou des ventouses sèches sur les jambes et sur les cuisses; on fera, si possible, avaler quelques gorgées d'eau glacée ou des morceaux de glace.

FRACTURES.

Généralités. — Nous n'envisagerons ici que les *fractures des os longs* et surtout des os des membres. Ces fractures, si elles siègent à une certaine distance des articulations, sont relativement assez faciles à reconnaître, tandis que celles des os courts ou plats (crâne, bassin, colonne vertébrale) le sont souvent fort peu. Ces dernières tirent du reste leur gravité exceptionnelle plus souvent de la lésion des organes internes que de la lésion osseuse elle-même.

Parfois et spécialement chez les enfants, les os peuvent se fracturer incomplètement; dans certains cas, la fracture se complique de plaie, d'entorse, de luxation. D'autres fois, les extrémités d'un os fracturé se pénètrent réciproquement, de façon à conserver à l'os sa rigidité, à permettre des mouvements étendus, la marche et même l'équitation, comme on en a vu un exemple chez un de nos lanciers, atteint de fracture de cuisse.

Lorsqu'une *plaie pénétrant jusqu'à l'os accompagne la fracture,* celle-ci acquiert une gravité considérable et nécessite les soins chirurgicaux les plus entendus.

Signes d'une fracture. — Ordinairement douleur vive au moment de la chute ou du choc, parfois sensation bien nette de craquement.

Le signe caractéristique consiste dans une *crépitation spéciale,* qui se trouve facilement avec une main exercée, et dans l'inertie du membre fracturé.

Traitement. — *Règles générales.* — Ne déplacer le patient ou le déshabiller qu'en prenant toutes les précautions voulues pour éviter d'aggraver son mal; un effort, un mouvement brusque peuvent suffire pour faire saillir l'os fracturé à travers la peau.

Faire conserver la plus grande immobilité au patient.

LUXATIONS (déboîtements).

Les luxations consistent dans la perte des rapports normaux de deux surfaces articulaires; elles sont surtout fréquentes à l'*épaule* et à la *hanche*.

En attendant la venue du médecin, on cherchera à diminuer la douleur en faisant des *applications froides*, en immobilisant le membre dans la position qui semble la meilleure au patient.

La réduction d'une luxation peut attendre sans inconvénient quelques jours et il est par conséquent interdit de risquer d'aggraver le mal en intervenant d'une façon irréfléchie et nécessairement aveugle.

ENTORSES.

Signes. — Douleur locale plus ou moins aiguë au niveau de l'articulation intéressée, gonflement, mouvements difficiles ou impossibles, toujours limités.

Traitement. — Immobiliser le membre dans une position élevée, appliquer sur l'articulation intéressée des *compresses froides*.

Ne jamais faire de massage sans l'avis du médecin.

Ne pas oublier que l'entorse se complique fréquemment de fracture.

BOITES DE SECOURS.

Composition des boîtes de secours. — Instruments permettant d'arrêter une hémorragie ;

Instruments permettant de compléter la section d'un membre à demi-détaché ;

Instruments permettant de réséquer une esquille osseuse ;

Matériaux de pansement chargés de principes antiseptiques stables ;

Substance nécessaire à la désinfection des mains de l'opérateur ;

Objets pour l'immobilisation provisoire ou définitive des membres fracturés :

Attelles diverses, gouttières, bandes plâtrées, bandes d'organdi, porte-aiguilles, ciseaux, pince à dents de souris, pinces destinées à l'arrêt des hémorragies et avec grand avantage, pince coupante de Lister.

PANSEMENTS.

Généralités. — Un pansement se compose d'une partie en contact immédiat avec la surface lésée et d'une partie destinée à fixer le pansement proprement dit, à exercer une certaine compression et à immobiliser la région malade. S'il y a *plaie,* le pansement doit toujours empêcher le développement des phénomènes de putréfaction, c'est-à-dire être *antiseptique* et la première condition à remplir, lorsqu'on se dispose à toucher une plaie, c'est de s'entourer d'une *rigoureuse* propreté.

Hors le cas d'hémorragie excessive, on doit d'abord mettre largement à nu la région intéressée et pour cela découdre ou déchirer les vêtements. On se lavera ensuite les mains à la brosse ou au savon, si la chose est possible; on s'attachera surtout à bien nettoyer les ongles.

Laver la plaie avec un linge propre ou mieux un tampon de gaze ou d'ouate stérilisée, *jamais une éponge,* trempée dans de l'eau additionnée de 2 à 3 p. 100 d'acide phénique ou borique.

MATÉRIAUX POUR PANSEMENT.

Gaze, chargée d'iodoforme, de sublimé, d'acide borique;

Ouate hydrophile, ouate dégraissée, apte à absorber parfaitement les liquides; l'*étoupe purifiée* peut se substituer dans une certaine mesure à la gaze et à l'ouate hydrophile.

Tissus imperméables, s'utilisant pour recouvrir les pansements destinés à rester humides : *gutta-percha laminée; batiste de Billroth, taffetas gommé.*

Agglutinatifs. — *Collodion.* — Est très utile pour recouvrir de simples excoriations, des plaies de minime étendue, des brûlures légères. Dans les boîtes de secours, on l'additionnera de 10 p. 100 d'iodoforme.

Sparadraps. — (Emplâtres.) Ils doivent être conservés dans des boîtes en fer-blanc et dans des endroits frais, sous peine de perdre, pour la plupart, leur souplesse et leurs qualités adhésives.

S'emploient sous forme de bandelettes de 1 à 2 centimètres de large, s'entrecroisant sur la plaie. Ne s'appliquent sur une plaie fraîche qu'en l'absence de tout autre matériel de pansement.

Bandes. — Les bandes à pansement jouiront d'une certaine élasticité ; leur largeur sera de 5 à 6 centimètres ; leur longueur de 7 à 8 mètres ; elles seront faites en coton écru très lâche.

Toute bande s'applique de la gauche vers la droite.

TRANSPORT DES BLESSÉS.

Relever un blessé et l'amener jusqu'à l'endroit où il devra recevoir les soins médicaux n'est point chose si aisée qu'il ne soit nécessaire d'entrer à ce sujet dans certains détails.

Quelle que soit la nature de l'accident dont on se trouve être témoin, *il ne faut jamais mettre de précipitation dans les secours à donner aux victimes, ni relever personne sans s'être rendu compte du genre des lésions existantes* (*fracture*, etc.).

On doit savoir trouver quelques mots d'encouragement et, lorsqu'il y a plusieurs assistants, ne pas hésiter à imposer son autorité pour faire coordonner les efforts et prévenir les excès de zèle.

Dans les cas d'ACCIDENTS GRAVES, s'il n'y a pas nécessité évidente d'éloigner la victime du lieu où elle est tombée, mieux vaut souvent la **LAISSER SUR PLACE** jusqu'à l'arrivée du médecin. — Préparer pendant ce temps les moyens de transport.

Protéger le patient contre les intempéries, le refroidissement ou les ardeurs du soleil, le placer commodément et, s'il existe une plaie ou une fracture, donner les premiers soins, si le médecin doit se faire attendre.

Il y a plusieurs modes de transport qui doivent, dans chaque circonstance, être choisis avec soin.

1° *Transport à bras d'homme.* — Quand il n'existe pas de fracture grave, quand la distance à franchir n'est pas longue.

2° *Transport au moyen de deux personnes.*

3° *Transport au moyen de trois personnes.* — Deux comme précédemment et une supportant les jambes.

4° *Transport du blessé sur une chaise.* — (Incliner la chaise en arrière.)

5° *Transport par civière.*

Il est facile de confectionner rapidement un brancard à l'aide de deux perches de 2 mètres et demi à 3 mètres de long, de deux bâtons et d'une longue corde.

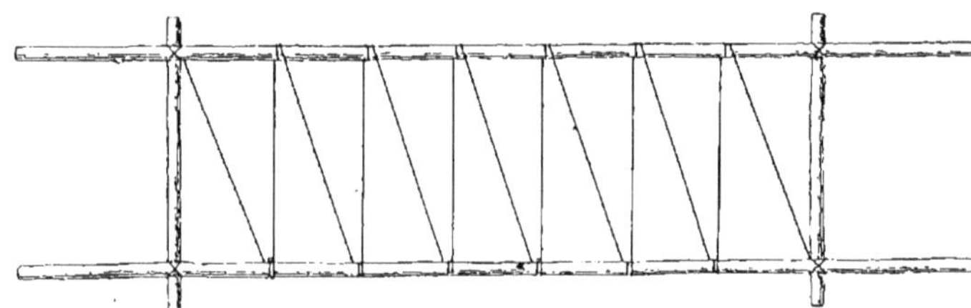

Fig. 1.

Porter la civière à *bras tendus* plutôt que sur les

épaules, éviter de *marcher au pas. Faire passer la tête la première dans les montées.*

6° Transport par voiture. — Beaucoup *inférieur* au transport par civière.

7° Transport par chemin de fer. — Sans secousses notables nuisibles.

8° Transport par bateau. — Plus commode que les précédents.

« Les transformations qu'a subies l'industrie depuis le commencement du siècle et qui se continuent sous nos yeux ont créé un milieu spécial à la production mécanique où les dangers particuliers, auxquels les ouvriers sont exposés, sont en quelque sorte inséparables des procédés de fabrication. »

La loi des accidents du travail, dont on cherche la solution dans nos parlements déjà depuis plusieurs années, est extrêmement complexe.

En effet, la question générale des accidents peut se diviser ainsi :

1° *Prévenir les accidents par tous les moyens dont nous pouvons disposer* (mesures préventives) ;

2° *Si, malgré l'application de ceux-ci, les accidents se produisent, y porter remède dans la mesure de nos forces* (mesures réparatrices).

On peut dire que les Chambres françaises sont unanimes pour reconnaître la nécessité des mesures préventives (projets de loi de MM. Félix Faure, Lockroy, etc.).

M. Lockroy, dans l'exposé des motifs de son projet de loi, après avoir fait l'éloge très mérité de la Société fondée par l'initiative généreuse de M. Engel Dolfus, déclare que cette Société laisse encore en dehors de sa sphère plus de la moitié des établissements industriels de la région.

Si nous cherchons à définir la salubrité d'une manière générale, nous dirons que tout ce qui touche à l'existence est insalubre. Nous respirons un air pur, nous le rendons empoisonné ; la vie est la source permanente de l'insalubrité, et l'industrie, qui réunit dans des ateliers limités un nombreux personnel, est naturellement insalubre. *Il lui faut toujours de l'air en abondance, de la lumière et de l'eau :* on doit, en un mot, réclamer pour elle, dans les ateliers, ce qu'on réclame si haut pour les logements d'ouvriers.

En thèse générale, les conditions de salubrité doivent être imposées à toutes les industries, manufactures, fabriques, usines, mines, chantiers et ateliers, et partout aussi on doit veiller à la sécurité des travailleurs. L'État ne peut se désintéresser de cette question. Mais il doit la voir de haut, en tracer seulement les règles générales, les règles particulières, en raison même de leur nombre, échappant à sa vigilance.

La loi du 2 novembre 1892 prescrit d'ailleurs des mesures générales de salubrité comme la loi du 19 mai 1874 en ordonnait.

Le projet de M. Lockroy comprend trois titres :

1° Les règlements ;

2° L'inspection ;

3° Les pénalités.

En résumé, on peut admettre le principe de cette loi ; mais il serait à désirer que la réglementation fût créée par des syndicats d'industriels ; que l'inspection, confiée actuellement aux inspecteurs du travail, le fût aux associations privées aussitôt que leur personnel sera formé. Enfin, pour la sanction, nous ne repoussons pas des amendes modérées, mais nous croyons qu'il faut donner aux pénalités un caractère plutôt moral que correctionnel.

Il faudrait aussi que la loi ne frappât pas de suspicion les chefs de notre industrie. Il faut se rappeler que notre industrie est la richesse, la puissance de notre pays ; les hommes qui la dirigent sont généralement éclairés, ils exposent souvent leur fortune. Quelques-uns y rencontrent le succès, plusieurs y trouvent la ruine. L'industrie est une lutte constante ; il ne faut pas l'entraver dans son libre développement par des lois de défiance.

Il est cependant absolument juste d'apporter à la situation des travailleurs toutes les améliorations que comporte l'état social présent.

RISQUE PROFESSIONNEL.

Qu'est-ce que le risque professionnel, c'est-à-dire le cas fortuit ou de force majeure se produisant dans des entreprises où des forces élémentaires formidables sont enchaînées au service de l'homme, mais toujours prêtes à manifester leur aveugle puissance ? Qu'est-ce que l'imprévu dans le fonctionnement des appareils destinés à utiliser ces forces redoutables ? Qu'est-ce que la négligence même de l'ouvrier, amené par une habitude constante à ne plus tenir compte du danger spécial au travail dans un milieu particulier ? Qu'est-ce que tout cela si ce n'est le fait des choses que le chef d'entreprise a sous sa garde ?

Mais ce *risque* n'est pas dû à un principe nouvellement reconnu de droit civil ; il était implicitement et même explicitement contenu dans la responsabilité de droit commun du chef d'entreprise. Ce dernier n'est-il pas, en effet, responsable du fait des personnes à son service et des choses qu'il a sous sa garde ?

Le risque professionnel est donc constitué par le fait des choses que l'on a sous sa garde.

Mais le fait lui-même des choses que l'on a sous sa garde se compose, d'après la définition, des trois éléments suivants :

1° Le cas fortuit ou de force majeure ;

2° L'imprévu dans le fonctionnement des appareils ;

3° La négligence même de l'ouvrier; éléments qui doivent être étudiés, séparément ou simultanément, d'après les circonstances de chaque cas particulier.

DEUXIÈME PARTIE

ÉLÉMENTS DE MÉCANIQUE GÉNÉRALE

ET

D'INSTALLATION DES ATELIERS

I. NOTIONS SUR LES PRINCIPALES MACHINES SIMPLES ET COMPOSÉES. — II. NOTIONS GÉNÉRALES SUR LES APPAREILS A VAPEUR. — III. NOTIONS ÉLÉMENTAIRES SUR LA PRODUCTION ET LA TRANSMISSION DE L'ÉLECTRICITÉ DYNAMIQUE. PRÉCAUTIONS A PRENDRE DANS SON EMPLOI. — IV. MESURES POUR LA PROTECTION CONTRE LES ACCIDENTS DE FABRIQUE.

I. — NOTIONS SUR LES PRINCIPALES MACHINES SIMPLES ET COMPOSÉES.

Pour faciliter le maniement et l'élévation des lourdes charges on se sert de machines simples ou composées qui multiplient, suivant certaines lois fixes, la force de l'homme. Mais il importe de se rappeler que toujours : *ce que l'on gagne en force on le perd en chemin parcouru.*

Exemple. — Un homme qui ne pourrait, sans l'aide de machines, soulever un poids de plus de 100 kilogr., pourra, à l'aide d'une des machines décrites plus loin, soulever 1,000, 2,000 kilogr. ou plus. Mais pour soulever ce poids à une hauteur de 10 centimètres il faudra que le point sur lequel l'homme exerce son effort parcoure un chemin 10 ou 20 fois plus grand (1 ou 2 mètres dans le cas considéré).

Levier. — Le levier est constitué par une barre rigide droite ou coudée s'appuyant sur un *point d'appui.*

Appelons Résistance ou R le fardeau à soulever.

Appelons Puissance ou P la force employée à le soulever.

Appelons Bras de levier de la résistance ou *b* la longueur qui sépare du point d'appui le point où repose l'objet à soulever.

Appelons Bras de levier de la puissance ou B la distance séparant du point d'appui le point d'application de la puissance.

On a la relation :

$$\frac{\text{P puissance}}{\text{R résistance}} = \frac{b \text{ Bras de levier de la résistance}}{\text{B Bras de levier de la puissance}}.$$

La grandeur de la force à employer est en raison inverse de son bras de levier.

Soit R = 100 kilogr., b = 10 centimètres, B = 1 mètre nous aurons

$$P = \frac{100^k \times 10^c}{100^c} = 10^k.$$

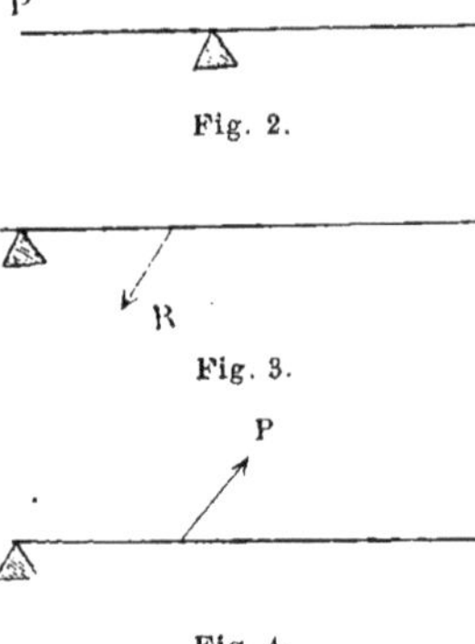

Fig. 2.

Fig. 3.

Fig. 4.

Suivant que le point d'appui, la résistance ou la puissance sont placés entre les deux extrémités du levier, le levier est dit : *interappui* (treuil, poulie de transmission), *interrésistant* (brouette), *interpuissant* (peu employé). (Voir fig. 2, 3 et 4.)

Plan incliné. — Le plan incliné sert à tirer à soi une charge placée à un niveau inférieur.

Soit une charge C (fig. 5) dont le poids soit repré-

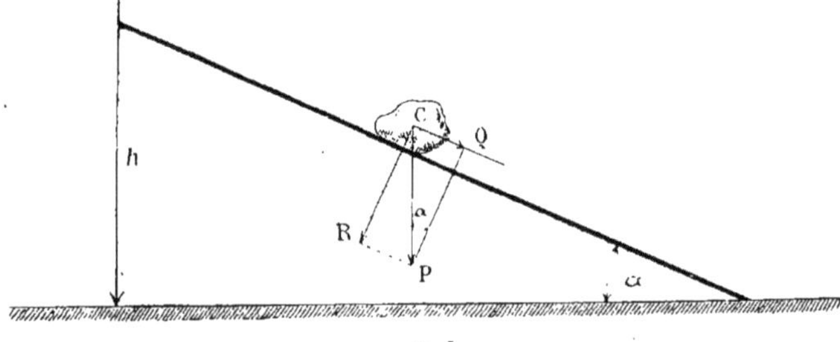

g. 5.

senté en grandeur par la ligne CP. Le corps étant placé sur le plan incliné, la force CP se trouve décomposée en deux composantes CR et CQ. CR, perpendiculaire au plan, est annulée par la résistance du plan. CQ parallèle au plan s'oppose seule à l'élévation de la charge.

Or $CQ = CP \sin \alpha$.

Plus l'angle α diminue, plus sera faible la force CQ mais aussi plus long sera le chemin à parcourir.

Exemple. — Un plan incliné a 6 mètres de base et 8 mètres de longueur. On demande à quelle hauteur se trouve la charge quand elle a parcouru une longueur de 3m,50 sur le plan incliné :

$$x = 3^{m},50 \times \frac{6}{8} = \frac{21}{8} = 2^{m},625.$$

Poulie élévatoire. — La poulie sert à élever une charge à un niveau plus élevé que celui où s'exerce la puissance. Elle se compose d'un disque monté sur un axe et fixé par une *chape* à un point fixe ou suspendu. La tranche de la poulie présente une gorge dans laquelle s'enroule une corde ; à l'une des extrémités de la corde est fixée la résistance, à l'autre s'exerce la puissance (fig. 6).

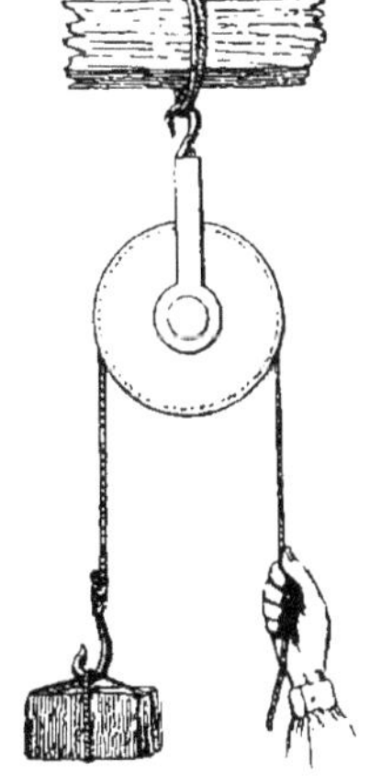
Fig. 6.

Lorsque la poulie est fixe, son axe peut être considéré comme le point d'appui d'un levier coudé. La puissance et la résistance agissant aux points P et R ont chacun un bras de levier égal au rayon. La force à employer est donc égale à la résistance.

Moufles, mouflettes, palans. — On appelle ainsi un assemblage de plusieurs poulies montées sur une même chape. On se sert généralement d'un couple de deux moufles disposé comme le montre la figure 7 et qui constitue un *palan*. En tirant l'extrémité de la corde, appelée garant, on rapproche la moufle mobile de la moufle fixe. La puissance est égale à la charge divisée par le nombre des cordons.

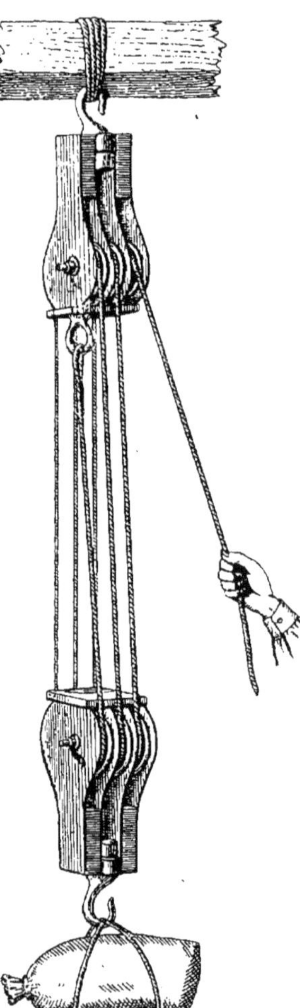

Fig. 7.

Application. — Une charge de 1,800 kilogr. est suspendue à un palan à moufles muni de 6 poulies.

Quel effort faut-il exercer sur le garant pour soutenir ce poids et de combien montera-t-il quand les manœuvres auront amené 12 mètres de corde?

L'effort nécessaire sera $\frac{1,800}{6} = 300$ kilogr.

La montée $\frac{12}{6} = 2$ mètres.

Treuil. — Le treuil est un appareil de traction. Il se compose d'un cylindre ou tambour horizontal tournant autour d'un axe horizontal et reposant sur un bâti fixe par deux tourillons (fig. 8).

Une corde s'enroule sur le tambour et y est fixée par l'une de ses extrémités. A l'autre extrémité est attachée la charge Q.

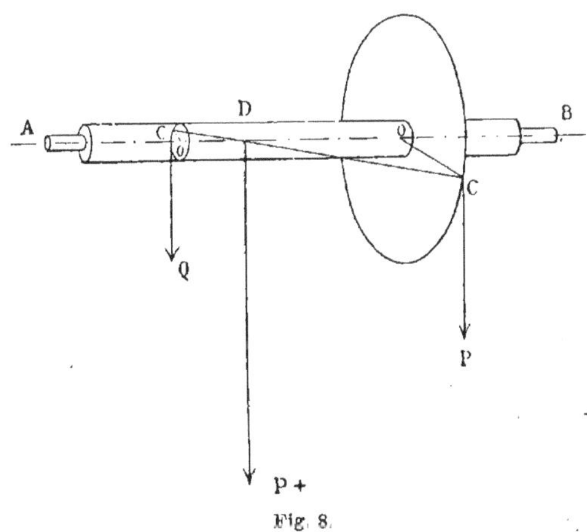

Fig. 8.

En faisant tourner le treuil, la corde s'enroule sur le tambour et la charge Q se rapproche.

La force P ou puissance est parallèle à la force Q ; elle est tangente à la circonférence OC comme la force Q est tangente à la circonférence O′C du tambour. On peut considérer ces deux forces comme agissant sur un même levier dont le point d'appui serait les tourillons du treuil, et dont les bras de levier seraient les rayons OC et OC'. On a la relation

$$\frac{\text{P puissance}}{\text{Q résistance}} = \frac{OC'}{OC}.$$

Le treuil peut être employé directement comme monte-charge. Dans les ateliers de construction on installe des treuils puissants sur un *pont roulant* pouvant être amené au-dessus de n'importe quel point des ateliers.

Cabestan. — Treuil dont le tambour est vertical.

Chèvre. — Treuil agissant par l'intermédiaire d'une poulie ou d'un palan fixé à l'extrémité d'un support rigide incliné.

Grue. — Chèvre montée sur un axe vertical autour duquel elle peut pivoter. Sert à soulever puis à transporter les charges. (Chargement et déchargement des voitures, des wagons et des bateaux.)

La grue peut aussi être montée sur un pont roulant.

Vis. — La vis est constituée par un plan incliné s'élevant en hélice autour d'un axe. (L'hélice est engendrée par un point qui se meut d'un mouvement uniforme suivant la génératrice d'un cylindre pendant la rotation uniforme de ce cylindre. On appelle *spire*, la partie de l'hélice comprise entre deux points voisins où l'hélice coupe la même génératrice du cylindre.)

On appelle *pas* la partie de génératrice comprise entre deux spires. La charge se trouvant engagée dans la vis, si l'on fait tourner la vis autour de son axe, la charge s'élèvera le long du plan incliné.

La force nécessaire sera donnée par la relation suivante :

$$\frac{\text{Puissance}}{\text{Résistance}} = \frac{\text{longueur du pas}}{2\,\pi\,R}$$

R étant le rayon de la circonférence suivant laquelle agit la puissance pour faire tourner la vis.

La vis est employée sous le nom de *vis d'Archimède* à l'élévation de l'eau ou des grains.

Elle a reçu de nombreuses applications dans l'industrie et permet de faire mouvoir à volonté un objet quelconque (outil, support, machine, etc.) le long d'un axe donné qui peut être horizontal, vertical ou oblique.

NOTIONS SUR LES PRINCIPALES FORCES EMPLOYÉES DANS L'INDUSTRIE.

Pour suppléer à la force de l'homme on a recours dans l'industrie à d'autres forces plus puissantes (le vent, la pesanteur, la force élastique des gaz, etc.).

Ces forces, par l'intermédiaire de *moteurs* ou *machines motrices,* produisent un mouvement *continu* de rotation.

Les forces employées dans l'industrie peuvent être naturelles (vent, pesanteur) et employées directement dans les moteurs. Elles peuvent être développées artificiellement par l'intermédiaire d'appareils spéciaux appelés *générateurs.*

Tableau des principales forces employées dans l'industrie

NATURE DES FORCES.	GÉNÉRATEURS.	MOTEURS.
Le vent	»	Moulins à vent. Turbines atmosphériques.
Pesanteur. . . .	Création de chutes d'eau artificielles.	Roues à eau. Turbines hydrauliques.
Force élastique des gaz	Chaudières à vapeur. Usine à gaz d'éclairage.	Machines à vapeur. Machines à gaz.
Force électro-motrice.	Piles électriques. Machines dynamo-électriques. Machines magnéto-électriques.	Machines électro-motrices (pour transports de force).

Le mouvement de rotation, produit par les moteurs et ensuite par l'intermédiaire des *transmissions* (arbre, poulies, câbles, courroies, fils électriques, engrenages), est transmis aux différentes machines industrielles. Ces machines le transforment et l'utilisent suivant leurs besoins.

Travail. — Pour mesurer les forces on évalue le travail qu'elles produisent pendant un temps donné.

Le *travail* d'une force est égal au produit de cette force par la longueur dont se déplace son point d'application.

L'unité pratique de travail est le *kilogrammètre :* travail d'une force (la pesanteur) égale à un kilogramme tombant d'une hauteur de un mètre ou bien travail développé par une force qui élèverait un kilogramme à un mètre de hauteur.

Puissance. — La *puissance* d'une force est le travail qu'elle produit pendant l'unité de temps (la seconde). L'unité pratique de puissance est le *cheval-vapeur :* puissance d'une force produisant un travail de 75 kilogrammètres par seconde.

Pour rechercher quelle est la puissance d'une force, il faut évaluer combien de kilogrammes elle peut élever en une seconde à un mètre de hauteur. En divisant le nombre de kilogrammètres trouvé par 75 on a la puissance évaluée en chevaux-vapeur.

Freins. — Pratiquement, pour rechercher ce nombre de kilogrammètres, on se sert de *freins* dynamométriques. Le frein le plus usité est le *frein de Prony.* Cet appareil se compose essentiellement d'un collier pouvant s'appliquer sur un arbre cylindrique de transmission. Ce collier est muni d'une longue tige dont l'extrémité porte le plateau d'une balance que l'on peut charger de poids.

L'arbre en tournant tend à entraîner dans son mouvement le collier et tout ce qui en dépend. Supposons que nous chargions le plateau de poids, ces poids agissant sur un bras du levier puissant s'opposeront à la rotation du collier. Il arrivera un moment où la tige demeurera horizontale, sollicitée à ses deux extrémités par deux forces qui se feront équilibre : d'une part, celle des poids; d'autre part, la force étudiée agissant par le frottement qu'exerce sur le collier le contact de l'arbre. Si la vitesse de l'arbre est constante, le frottement produit représente le travail disponible de la force qui fait tourner l'arbre. Or le travail produit par cette force est égal à celui développé par les poids, puisque ces deux forces se font équilibre. Il n'y a donc plus qu'à évaluer le travail produit par les poids.

Au lieu de considérer l'arbre comme tournant à l'intérieur du collier mobile, on peut considérer le collier comme tournant d'une vitesse égale mais contraire à celle de l'arbre, autour de l'arbre immobile. Le point d'application des poids se déplace donc pour chaque tour d'une longueur égale au développement d'une circonférence dont le rayon serait égal à la distance qui sépare les poids de l'axe de l'arbre, soit $2 \pi R$.

En appelant K les poids placés dans le plateau, R la distance qui les sépare de l'axe du cylindre, n le nombre de tours de l'arbre par minute, on a

$$\text{Travail} = \text{K} \times n \times 2\,\pi\,\text{R}$$

si $\text{R} = 1^{\text{m}}$, $\text{K} = 10^{\text{k}}$, $n = 100$ tours par minute, on a

$$\text{Travail} = 10^{\text{k}} \times 100 \times 2 \times 3.14^{\text{m}} = 6{,}280 \text{ kilogrammètres}$$

$$\text{et la puissance} = \frac{6{,}280}{60\,(\text{secondes})} = 104^{\text{kgm}}{,}6$$

$$\text{soit en chevaux-vapeurs} = \frac{104^{\text{kgm}}{,}6}{75} = 1^{\text{ch}}{,}39.$$

N. B. — Il est bon de placer le frein le plus près possible de la force motrice.

Dans le poids K il faut comprendre le poids du plateau et du bras de levier connu une fois pour toutes.

Il faut avoir soin, pendant l'expérience, de disposer le collier de façon que le levier soit au-dessous de l'arbre et non au-dessus, car dans ce dernier cas l'équilibre est instable et l'expérience difficile.

GÉNÉRALITÉS SUR LA COMBUSTION.

La *combustion,* dans le cas qui nous occupe, est la combinaison de l'oxygène de l'air atmosphérique avec l'hydrogène et le carbone de certains corps connus sous le nom de *combustible.*

Exemple : Un volume de carbone volatilisé attire à lui 2 volumes d'oxygène et ces 3 volumes se contractent pour former 2 volumes d'acide carbonique. Cette contraction donne lieu à une diminution de chaleur latente, et comme la chaleur totale n'a pas varié, il y a augmentation de chaleur sensible et élévation de température. Les nouvelles molécules ainsi formées par contraction tendent à reprendre leur position d'équilibre par une série de mouvements vibratoires qui, dans le principe, sont assez rapides pour produire de la lumière.

Conditions nécessaires pour produire une bonne combustion. — 1° Mélanger le combustible avec une quantité d'air suffisante pour que tout l'hydrogène ou tout le carbone soient combinés avec l'oxygène de l'air sous forme de vapeur d'eau et de CO^2;

2° Faire le mélange de manière à ce que toute la chaleur latente dégagée soit exclusivement employée à élever la température de ce mélange;

3° Ne commencer le chauffage qu'après l'entier accomplissement de la combustion, pour ne pas s'exposer à interrompre celle-ci, parce que toute interruption de la combustion est inévitablement suivie de formation de fumée et de dépôt de suie, c'est-à-dire d'une perte de combustible, et, par conséquent, d'une diminution de chaleur latente dégagée.

La combustion terminée, le chauffage commence et, pour opérer celui-ci dans de bonnes conditions, il faut :

Conditions nécessaires pour produire un bon chauffage. — 1° Mettre les corps en présence, en plaçant les parties les plus froides des corps à chauffer en présence des corps chauffants, parce que la transmission de la chaleur est d'autant plus rapide que la différence de température est plus grande, excepté cependant dans les circonstances où les corps à chauffer passent à l'état sphéroïdal ;

2° Maintenir les corps chauffants en présence des corps à chauffer jusqu'à ce que les uns et les autres aient, autant que possible, la même température pour que les premiers transmettent aux seconds la plus grande quantité de chaleur.

Flamme de la combustion. — La combustion des gaz produit la « Flamme ». La flamme n'est lumineuse qu'à sa surface, parce que c'est là seulement que le gaz combustible est en contact avec l'air.

Combustion des corps gazeux. — La combustion des *corps gazeux* produit une chaleur *beaucoup plus élevée* que celle des corps solides.

Pour brûler un gaz combustible, il faut :

1° Le débiter en lames minces ;

2° Séparer ces lames minces par des lames minces d'air pur ;

3° Que les proportions de gaz et d'air soient convenables ainsi que les vitesses ;

4° Que les éléments se rencontrent à point, à la naissance de la combustion, lorsque la température de la combustion est encore suffisante.

(*Pour le carbone,* il faut que la température du carbone contenu dans la flamme ne soit pas inférieure *à 800°*, température de l'ignition.)

II. — NOTIONS GÉNÉRALES SUR LES APPAREILS A VAPEUR.

DU CHAUFFAGE.

> Dans tout appareil de chauffage le lieu de la combustion et le lieu du chauffage doivent être distincts et séparés.
>
> CHRISTAVE.

Notions préliminaires. — Nous savons déjà que la *combustion* a pour but de *concentrer* la chaleur. — Le *chauffage* au contraire a pour but de la *disperser*. Or, la concentration et la dispersion de la chaleur sont deux opérations impossibles à réaliser dans le même lieu.

Conditions nécessaires pour le chauffage. — Ces conditions essentielles et dont on ne tient pas assez compte dans la plupart de nos appareils sont, nous le répétons, les suivantes :

1° *Mettre en présence des corps chauffants les parties les plus froides des corps à chauffer ;*

2° *Maintenir les uns et les autres en présence, jusqu'à ce que l'équilibre de température soit établi.*

Dans le chauffage des chaudières à vapeur existantes, les parties chauffées restent trop longtemps en présence des gaz de la combustion ; ces derniers s'écoulent en transmettant moins de chaleur. Il y a donc perte de temps et perte de chaleur; ce qui diminue doublement la puissance de l'appareil.

Il en est de la seconde condition comme de la première, les gaz de la combustion, lorsqu'ils s'éloignent des parties de la chaudière à chauffer, ont encore un grand excès de température; c'est une nouvelle perte de chaleur à constater.

Dans un fourneau de chaudière, il y a perte de chaleur pour plusieurs motifs dont voici les principaux :

1° Parce que la combustion et le chauffage se font en un même lieu ;

2° Parce que la combustion du combustible est incomplète à cause de l'insuffisance de la quantité d'oxygène nécessaire pour transformer le carbone en acide carbonique;

3° Par l'emploi du tirage naturel qui emporte dans l'atmosphère les gaz de la combustion non complètement refroidis ;

4° La déperdition de chaleur de la combustion par l'humidité du fourneau.

Devons-nous nous étonner maintenant si nos chaudières, au lieu de nous donner 12 kilogr. de vapeur par kilogramme de houille brûlée, ne nous rendent plus que 6 à 9 kilogr. ? Et si on ajoute à toutes les causes de déperdition de chaleur citées plus haut, l'ouverture répétée de la porte du foyer qui fait baisser la température du fourneau en donnant passage à une masse considérable d'air froid, on ne doit pas être surpris du faible rendement pratique de nos appareils évaporatoires.

ÉLÉMENTS DU FOURNEAU.

Les trois éléments du fourneau sont : *1° la grille; 2° le foyer ; 3° la partie qui sert à la transmission de la chaleur, chauffe, carneau, etc.*

La grille. — Les grilles sont formées de barreaux métalliques parallèles, sur lesquels on place le combustible à brûler ; ces barreaux doivent résister tout à la fois à l'action de la chaleur et au poids du combustible.

On donne généralement aux grilles la forme rectangulaire ; cela permet d'exécuter sur un même modèle tous les barreaux d'une même grille. La hauteur des barreaux doit être assez grande pour laisser arriver l'air en dessous; plus la chaleur du foyer est grande, plus la hauteur des barreaux de la grille doit être grande. Les barreaux se placent de façon que leur longueur soit perpendiculaire à la porte du foyer. La somme des vides de la grille varie entre le quart et le cinquième de sa surface totale. La largeur d'un barreau varie entre 15 et 30 millimètres ; elle dépend de la nature des combustibles : petite avec les houilles fines, et dans ce cas le vide est réduit à 5 millimètres, elle augmente avec les houilles grasses, et le vide atteint alors 10 millimètres.

Les barreaux sont supportés à chacune de leurs extrémités par une traverse en fer appelée *sommier*.

Les barreaux de grille se font en fonte ou en fer.

Les portes de foyer se font en fonte ou en tôle épaisse.

Les cendres et les escarbilles qui passent entre les barreaux de la grille tombent dans l'espace libre appelé *cendrier*.

Les portes du cendrier et du foyer doivent être bien ajustées.

Poids de combustible brûlé par heure et par mètre carré de surface de grille dans un fourneau de chaudière.

40 à 60 kilogr. de houille menue grasse.

60 à 100 — — maigre à longue flamme.

80 à 120 — — de tout venant.

Dans les foyers de locomotives, où le tirage est très actif, on brûle jusqu'à 400 kilogr. d'agglomérés par mètre carré de grille et par heure.

Longueur de la grille. — La longueur de la grille ne doit pas dépasser, à notre avis, *deux mètres;* la longueur qui est la plus convenable sous tous les rapports est d'un mètre et demi. En effet, plus la grille est longue, plus les appareils de chauffage sont longs, par conséquent plus ils sont lourds et difficiles à manier, et nous considérons qu'il est impossible de se servir de ces instruments dans de bonnes conditions quand la grille dépasse deux mètres.

Aire de la grille. — L'aire de la grille détermine la vitesse avec laquelle l'air utile à la combustion s'introduit dans le fourneau.

Or, pour avoir un bon tirage, il faut que la vitesse de l'air à l'entrée soit au moins égale à la vitesse de sortie des produits gazeux et, par conséquent, l'aire totale des intervalles, comprise entre les barreaux de la grille, doit être au plus égale à la section supérieure de la cheminée. Ainsi le foyer d'une locomotive au repos produit de l'oxyde de carbone en abondance parce que l'air n'y afflue pas assez vite. Le minimum de production de ce gaz correspond à une vitesse de 30 kilomètres à l'heure; la production augmente ensuite avec la vitesse. Cette donnée, à défaut d'autres, pourrait servir à déterminer la surface de la grille.

Dans l'établissement de l'aire de la grille il faut toujours se rappeler ce principe, que la combustion lente est certainement la plus économique.

Autel. — A l'arrière de la grille se trouve un mur transversal appelé *autel* qui a pour but de retenir le charbon de la grille, qui a une inclinaison moyenne de 1/10 sur l'horizontale en vue de faciliter au chauffeur la vue de son feu.

Foyer. — Le *foyer* est la partie du fourneau où s'effectue la combustion. Dans le chauffage des chaudières on ne se sert généralement que des *foyers à combustibles solides*.

Le foyer doit être spacieux, il ne doit pas être considéré comme s'il devait être un simple conduit d'écoulement des gaz de la combustion. Il convient de lui donner au contraire un assez grand espace pour que la combustion se fasse dans de bonnes conditions, de telle sorte que l'air ne soit ni en excès, ni en quantité insuffisante.

Il faut aussi s'affranchir dans la disposition du foyer de cette fausse idée que plus on rapproche le corps à chauffer de la source de chaleur, plus on augmente la quantité de chaleur cédée. Cela est vrai, en effet, quand on place le corps à chauffer devant un foyer incandescent. Mais ce n'est plus vrai si le rapprochement du corps le plus froid devient un obstacle direct à l'accomplissement des phénomènes de la combustion.

Parties du fourneau qui servent à la transmission de la chaleur. — Carneaux. — Il faut que les produits de la combustion se rendent réellement à ces parties du fourneau appelées *carneaux* qui servent à la transmission de la chaleur. Or, les produits de la combustion ont toujours une tendance à gagner la cheminée par la route la plus proche, la plus chaude et la plus courte.

Si l'on veut que les produits de la combustion cèdent leur calorique, il faut leur en donner le temps et leur imposer pour cela une distance linéaire à parcourir.

C'est parce que la longueur du chemin parcouru par les flammes est trop courte et que ce chemin est parcouru trop vite dans les chaudières de locomotives à tubes *directs* à tirage *forcé* que ces générateurs sont peu économiques.

Construction d'un fourneau de chaudière à vapeur. — Les fourneaux en maçonnerie des chaudières à vapeur doivent se construire en briques ordinaires comme revêtement extérieur et en briques réfractaires pour l'intérieur de la chambre de combustion, les briques réfractaires ayant un très grand pouvoir rayonnant.

Dans la construction d'un fourneau, il faut s'attacher à mettre les murs verticaux très exactement les uns au-dessus des autres sans porte-à-faux; à isoler complètement les fourneaux des murs des bâtiments pour ne pas faire subir à ceux-ci les effets de dilatation du fourneau et pour ne pas transmettre au fourneau l'humidité que les murs du bâtiment peuvent recevoir du terrain ambiant; à les isoler du sol environnant si celui-ci est humide; à les munir d'armatures dans tous les sens. Ces armatures sont destinées à empêcher les dislocations; elles doivent être de préférence en fer à I du commerce et travaillées de champ, de manière à utiliser toute leur résistance.

Les murs des fourneaux se construisent aux épaisseurs de 0,22, 0,36, 0,48 (un multiple de 0,11 qui représente l'épaisseur d'une brique, plus l'épaisseur des joints en mortier de chaux hydraulique pour les revêtements extérieurs et constitués par un mélange de kaolin et de sable pour les joints intérieurs).

Les voûtes se font en briques ordinaires ou en briques en claveaux et de préférence en plein cintre pour éviter les poussées latérales.

Moyen pour obtenir la bonne marche d'un fourneau de chaudière à vapeur. — Le principal moyen est de bien proportionner la grille de manière à ce qu'elle soit en tout temps bien et uniformément couverte. Cette pratique, qui semble bien simple, est la plus sûre pour assurer la bonne marche du fourneau, car elle remédie aux variations de température provenant de l'introduction irrégulière et mal dirigée d'un excès d'air à travers les parties découvertes des grilles chargées d'une façon défectueuse.

Il est facile de se rendre compte de l'efficacité de ce moyen par le *pyromètre* placé dans les carneaux. M. Faiburn a fait des expériences très concluantes à ce sujet :

1° Dans les carneaux d'un fourneau dont la grille était chargée normalement;

2° Dans les carneaux d'un fourneau dont la grille avait sa charge de combustible presque épuisée et lorsqu'elle commence à brûler avec les vides.

Cet ingénieur était convaincu que dans un grand nombre de chaudières à vapeur, plus d'un tiers de la chaleur était perdu, principalement par l'introduction d'un trop grand excès d'air.

Du tirage. — *Le tirage ou courant d'air passant à travers un fourneau est causé par la différence de poids existant entre la colonne d'air à l'intérieur de la cheminée et une colonne extérieure de mêmes dimensions.*

A la question du tirage se rattache celle de la combustion et par suite celle du chauffage, car tout s'enchaîne dans l'étude de la meilleure utilisation possible du combustible pour la production maxima de vapeur dans un générateur. Disons donc, pour trancher le lien qui réunit tirage à combustion, que la combustion rapide économise mieux le temps et que la combustion lente économise mieux le combustible.

DES CHEMINÉES.

Notions générales. — Les cheminées sont des conduits verticaux que l'on élève à l'extrémité des carneaux d'un fourneau pour faire déboucher à l'extérieur, à une certaine hauteur dans l'atmosphère, les gaz de la combustion après leur utilisation comme chauffage.

Comme il est très difficile de refroidir complètement les gaz, la colonne encore chaude qui emplit la cheminée est plus légère que la colonne correspondante d'air froid du dehors et la différence de poids des deux colonnes détermine une vitesse souvent considérable des gaz.

La quantité de chaleur perdue par les cheminées est généralement très grande.

L'effet des cheminées consiste à appeler dans le foyer le volume d'air nécessaire à la combustion et à vaincre les frottements des circulations répétées qu'on fait faire aux gaz pour prolonger leur contact avec les corps à échauffer et favoriser la transmission de leur chaleur.

Vitesse des gaz dans la cheminée. — La vitesse théorique est donnée par la formule

$$V = \sqrt{\frac{2g\,Hat}{1 + at}}$$

dans laquelle

V représente la vitesse ;

g l'intensité de la pesanteur ;

H la pression exprimée en hauteur du gaz qui s'écoule ;

a le coefficient de dilatation des gaz ;

t la température des gaz.

La vitesse pratique est à peu près de 0,20 de la vitesse théorique.

Valeur numérique représentant le tirage. — La valeur numérique représentant le tirage est donnée par le poids de gaz que la cheminée déverse par seconde dans l'atmosphère.

Si l'on désigne par :

Q cette valeur numérique représentant le tirage ;

S la section de la cheminée ;

H la hauteur de la cheminée mesurée du plan de la grille ;

d la densité des gaz ;

t' la température intérieure de la cheminée ;

t la température extérieure ;

a étant le coefficient de dilatation des gaz,

La formule théorique qui donne la valeur de Q est

$$Q = S \sqrt{2g\, Ha \frac{t' - t}{(1 + at')(1 + at)^2}}$$

qui indique les principes suivants qu'il ne faut pas oublier dans la construction des cheminées :

1° Le tirage est proportionnel à la section des cheminées ;

2° Le tirage ne croît que comme les racines carrées des hauteurs des cheminées ;

3° Le tirage augmente rapidement avec la température des gaz jusque vers 200° ; de 200° à 400°, le tirage est presque le même, tout en accusant un maximum vers 300° ; enfin, au delà, il diminue.

La formule théorique que je viens de citer pour le tirage ne tient pas compte des frottements des gaz, résistances qui réduisent beaucoup le tirage.

Il est préférable de s'en tenir aux indications pratiques du tableau suivant pour les dimensions des cheminées.

Dimension et puissance en houille brûlée et en chevaux-vapeur des grandes cheminées d'usines.

DIAMÈTRE minimum des cheminées en hauteur.	HAUTEUR verticale.	PENTE par mètre sur chaque côté.	VITESSE de la fumée par seconde.	MÈTRES cubes d'air débités par heure.	HOUILLE brûlée par heure.	PUISSANCE de la cheminée en chevaux-vapeur.
	mètres.				kilogr.	chevaux.
0m500	30	0m020	5m30	3m700	180	45
0 600	30	0 020	5 90	6 000	300	75
0 700	30	0 025	6 20	8 600	400	100
0 800	30	0 025	6 60	11 800	600	150
0 900	30	0 025	7 00	16 000	800	200
1 000	30	0 025	7 40	20 000	1,000	250
1 250	30	0 030	8 20	34 000	1,600	400
1 500	30	0 030	8 85	54 800	2,800	700
1 750	40	0 030	10 80	90 000	4,000	1,000
2 000	40	0 030	11 50	120 000	6,000	1,500

Registre des cheminées. — Indépendamment du registre spécial à chaque fourneau, il est bon d'avoir à la base de la cheminée un registre général qui permet soit de modifier l'excès du tirage, soit de fermer complètement les carneaux pendant la nuit et les heures de repos, de manière à ne pas laisser refroidir les fourneaux et les carneaux.

Cheminées en tôle. — Cheminées en briques. — Choix entre ces deux types de cheminées. — Les cheminées en tôle coûtent moins cher que les cheminées en briques, mais elles durent moins. La tôle s'oxyde en effet très vite au contact des condensations qui se forment sur sa surface refroidie et en vertu de la température tiède de la paroi.

Construction des cheminées en tôle. — Les cheminées en tôle se composent d'une série de viroles emboîtées les unes dans les autres et ajustées par leur partie inférieure sur la boîte à fumée des chaudières.

Les cheminées en tôle commencent à s'oxyder à la partie supérieure où les condensations se font le plus abondamment.

Construction des cheminées en briques. — Les cheminées en briques sont constituées par une section de troncs de prismes ou de troncs de cônes allant, en diminuant de diamètre, de la base au sommet pour augmenter leur solidité et diminuer le frottement des gaz. La fondation d'une cheminée de briques est généralement carrée.

Sur la fondation repose un socle de base. Le fût supérieur et le socle de base ont des parements dont l'inclinaison varie de 0,025 à 0,030 par mètre.

L'épaisseur des murs est un multiple de 11 centimètres. A la partie supérieure, il est rare que l'on mette moins de 22 centimètres, et cela sur une longueur de 5 à 8 mètres suivant le diamètre de la cheminée; puis vient une nouvelle partie de fût de 34 centimètres d'épaisseur, compris les joints, ensuite une de 0,46 et ainsi de suite jusqu'en bas; chaque tronçon a de 6 à 8 mètres de longueur.

Le fût supérieur se termine soit par un simple cordon, soit par une corniche. Dans tous les cas, il faut le couvrir, premièrement pour charger les briques supérieures et en second lieu pour éviter les infiltrations d'eau qui désagrégeraient rapidement la partie supérieure de la cheminée et nuiraient, d'autre part, au tirage.

Le mortier des cheminées doit être fait avec du sable tamisé très fin, pour que les joints aient la plus petite épaisseur. Il doit être à prise lente, pour qu'après une série d'assises posées, on puisse régler le parement des briques en renforçant celles qui dépassent l'alignement.

Lorsque dans une cheminée débouchent deux courants de fumée opposés, il faut, entre les deux, monter une cloison en briques minces, pour que les deux courants, se rencontrant avec deux vitesses opposées, ne se détruisent pas en partie.

Enfin, l'expérience prouve qu'une cheminée ronde est plus solide qu'une cheminée carrée de même largeur et de même composition de murs.

Inflexion des cheminées d'usines. — Une cheminée est soumise à l'action de deux forces : la *pesanteur* et la *pression exercée par le vent*. La première est verticale et égale au poids de la cheminée ; elle passe par son centre de gravité qui est situé sur l'axe vertical de la construction ; la seconde peut être considérée comme étant horizontale en raison de la faible inclinaison de l'arête de la cheminée.

Pour qu'une cheminée en maçonnerie d'usine soit *stable,* il faut : 1° que la résultante des deux forces que nous venons d'indiquer rencontre la base de sustentation dans la section inférieure de la cheminée; 2° qu'en aucun point la maçonnerie n'ait à résister à une tension ; 3° qu'en aucun point d'une section transversale quelconque, la pression par unité de surface ne dépasse celle qui peut être admise pour les matériaux employés, c'est-à-dire le dixième environ de leur résistance à l'écrasement.

Les cheminées d'usines reposent sur une couche de béton qu'il convient de ne pas charger à plus de 4 à 5 kilogr. environ par centimètre carré, et qui sert d'intermédiaire entre la cheminée et le sol. Si ce sous-sol ne présentait pas une résistance au moins égale à celle du béton, il faudrait établir une fondation sur pilotis ou augmenter la surface du béton, afin de réduire la pression par centimètre carré que le sous-sol aurait à supporter.

La pression du vent sur une cheminée d'usine est égale, au maximum, à 270 kilogr. par mètre carré; mais la prise du mortier qui sert de joint aux briques constituant la cheminée est lente et celle-ci est exposée à être renversée par le vent pendant sa construction et jusqu'à la solidification complète du mortier. Aussi les grandes cheminées d'usines sont-elles généralement sujettes à s'infléchir, soit qu'il survienne un vent violent avant la prise du mortier, soit que les maçonneries sèchent d'une façon inégale sur leur hauteur, soit que les fondations soient mal établies.

Cette inflexion peut occasionner, en tous cas, un écroulement de nature à produire des dégâts incalculables.

Redressement des cheminées d'usines. — Les cheminées d'usines sont d'un redressement difficile à cause même de leur hauteur. Le redressement peut s'effectuer par l'*intérieur* ou par l'*extérieur*.

Il s'effectue par l'intérieur, si on peut se dispenser d'envoyer dans la cheminée, pendant un certain temps, les gaz chauds qu'elle doit évacuer.

Le redressement que je vais décrire a été fait par l'extérieur, c'est-à-dire sans arrêter l'usine.

Redressement par l'extérieur de la grande cheminée de l'usine des Étaings à Rive-de-Gier (Loire). — *État de la cheminée.* — La cheminée unique de l'usine des Étaings, appartenant à MM. Marrel frères, à Rive-de-Gier, a été construite à deux reprises, pendant les années 1867 et 1868 ; elle a une hauteur de 105^{m},30 au-dessus du sol ; elle a la forme d'un tronc de pyramide hexagonal.

Quelque temps après sa construction, on s'aperçut

qu'elle s'était infléchie sensiblement vers le Nord-Ouest. Cette inflexion ne parut pas augmenter jusqu'à la suite d'un ouragan qui survint pendant l'hiver de 1873-1874; on reconnut approximativement que le sommet avait subi un déplacement latéral de plus d'un mètre et on constata qu'il s'était produit une fente longitudinale de 14 mètres de longueur et de 4 centimètres d'ouverture, laissant passer la fumée.

Méthode employée pour le redressement. — Après différents projets qui furent successivement étudiés, on résolut de tenter le redressement au moyen de *traits de scie transversaux.*

Pour déterminer la direction des traits de scie, leur nombre et la position à leur donner, on dressa d'abord exactement le profil de la cheminée.

Pour cela, on releva en premier lieu le profil de l'une des faces de la cheminée, puis le profil d'une autre face dans une autre direction que la première. On obtint, en comparant ces profils avec les profils primitifs des deux faces, profils donnés par les dessins qui avaient servi à établir la construction, deux projections de l'axe parallèlement à ces deux faces. A l'aide de ces deux projections, on put déterminer tous les éléments de la ligne sur laquelle étaient venus se placer les centres des différentes sections horizontales de la cheminée; pour obtenir le déplacement total subi par un de ces centres, il suffisait, en effet, de composer les deux déplacements suivant les directions observées, et ceux-ci étaient complètement déterminés par les projections de l'axe dans ces deux directions.

Je n'insisterai pas ici sur les détails du relèvement des profils qui a été fait au moyen d'un bon théodolite de première catégorie; on tenait compte des erreurs dues aux imperfections inhérentes à cet instrument en faisant les corrections d'usage.

Examen des deux profils. Conclusion. — Les deux profils qui furent obtenus étaient, l'un presque exactement rectiligne (celui de la face qui avait subi le moindre déplacement), il semblait que la cheminée s'était inclinée tout d'une pièce dans ce sens; l'autre formé par deux lignes droites dont l'intersection était à une hauteur d'environ 55 ou 60 mètres au-dessus du sol et dont l'ensemble avait une flèche de 19 centimètres. En s'inclinant dans ce sens, la partie haute de la cheminée n'était pas demeurée dans le prolongement de la partie basse.

De l'examen des deux profils, on détermina la position à donner aux traits de scie qui devaient ramener la cheminée à être rectiligne et verticale à la fois.

Pour la rendre rectiligne, il fallait faire une coupe vers 55 mètres ou 60 mètres de hauteur, en dirigeant la scie parallèlement à la face qui s'était le plus inclinée.

Pour la rendre ensuite verticale, il fallait pratiquer par le bas, aux environs du point où le profil avait commencé à s'infléchir, une série de coupes en faisant faire à la scie des angles déterminés par le profil.

Travail de sciage. — Le déplacement que nous avons indiqué ne pouvait être atteint par un seul coup de scie qui aurait ébranlé la cheminée. On fit six traits de scie, le premier à la hauteur de 56 mètres et les cinq autres successifs aux hauteurs de 27 mètres, 31 mètres, 35 mètres, 36 mètres et 38 mètres au-dessus du sol.

Mais les briques contenaient trop de morceaux de quartz pour qu'il fût possible de les scier ; on ne pouvait entamer commodément que les joints de mortier dont l'épaisseur était de 10 à 12 millimètres ; on employait des scies dont la largeur de voie était de 12 millimètres environ. Voici de quelle manière on opérait pour faire une coupe :

On commençait à scier un joint avec un passe-partout ; lorsque le trait atteignait la gaîne de la cheminée, on continuait le travail au moyen de deux scies à une seule main, et on calait la cheminée ; pour cela, on enlevait les briques au-dessus et au-dessous du trait de scie et on les remplaçait par des plaques de fer rabotées de 3 centimètres d'épaisseur, de 16 centimètres de largeur sur 40 centimètres de profondeur ; on introduisait entre elles des coins de fer, bien dressés et enduits de graisse, de 40 centimètres de longueur sur 3 centimètres d'épaisseur maximum ; de cette façon, lorsque les coins entraient en charge, la pression se répartissait sur une large surface de briques, et les maçonneries ne s'écrasaient pas.

On continuait à scier sans toucher aux coins jusqu'à ce que le travail eût atteint la profondeur voulue ; cela fait, on fixait à la cheminée, au-dessus et au-dessous du trait de scie, deux règles bien horizontales et bien parallèles dont l'écartement était mesuré avec soin et dont la direction était perpendiculaire à celle de la scie ;

puis on décalait en retirant les coins peu à peu en les frappant à petits coups donnés latéralement près de la tête ; on suivait et on appréciait l'affaissement produit au moyen des règles dont il vient d'être parlé ; lorsqu'on avait amené le déplacement voulu, on s'arrêtait, et on coulait dans la fente du ciment clair à prise rapide ; c'est seulement lorsque ce ciment s'était bien solidifié qu'on enlevait complètement les coins et les plaques de fer ; puis on refaisait la maçonnerie en briques sur tout le pourtour de la fente pour rétablir le parement de la cheminée tel qu'il était.

Le travail d'échafaudage et de sciage qui constitue le travail complet du redressement de la cheminée a été exécuté par MM. Gautier, Mouratille et Cie, entrepreneurs de fumisterie, cours Lafayette, à Lyon, auxquels il fait le plus grand honneur, non seulement au point de vue de la hardiesse de l'entreprise, mais encore à celui de la réussite complète de l'œuvre qui a été menée avec une méthode et une régularité mathématiques.

Réparation de la cheminée dans la partie fendue. — On a commencé par démolir la maçonnerie sur 50 centimètres de profondeur, et on a relié les deux bords de la fente à l'aide de 14 fers de 8 centimètres de largeur sur 5 centimètres d'épaisseur, recourbés de champ à chaque extrémité, cimentés avec soin et placés de mètre en mètre ; on a ensuite refait la maçonnerie en avant, avec du mortier de très bonne qualité, et on a rétabli le parement ; la construction se trouve ainsi bien consolidée et la fente est entièrement masquée.

Dépenses. — Voici le détail des dépenses pour le redressement et la réparation de la grande cheminée de l'usine des Étaings :

Échafaudage à forfait 63m,65 à 100 fr. le mètre courant	6,365f	»c
Scies employées pour faire les coupes	680	»
Brosses en fer	12	»
Cales et coins	315	»
Affûtage des scies pendant l'opération, 150 journées à 3 fr. 50 c. l'une.	525	»
Armature en fer pour la consolidation de la partie fendue, 490 kilogr. à 35 fr. les 100 kilogr. . .	171	50
Ciment employé 7,780 kilogr. à 7 fr. 50 les 100 kilogr.	583	50
Briques employées, 800 à 35 fr. les 100 kilogr.. .	28	»
Main-d'œuvre en régie : 3,814 heures à 80 centimes l'heure.	3,051	20
Frais divers	500	»
Total	12,231f	20c

Ce travail important a donc coûté 12,231 fr. 20 c. Si l'on avait mis à exécution les différents projets présentés par d'autres entrepreneurs, les dépenses auraient été bien plus considérables.

Depuis l'époque de ces travaux (1874), c'est-à-dire depuis dix-neuf ans, la cheminée n'a fait aucun mouvement, même sous l'influence de très grands vents, comme il en règne dans la vallée du Gier.

Cette opération qui a complètement réussi a le mérite d'être la clef d'un procédé méthodique qui permet de redresser toutes les cheminées quelles que soient leurs hauteur et déformation.

FOYERS SPÉCIAUX DE CHAUDIÈRES A VAPEUR

1° FOYERS OU LE CHARGEMENT DU COMBUSTIBLE SE FAIT MÉCANIQUEMENT.

> Il y a une grande voie ouverte aux tentatives ingénieuses des brevets dans l'alimentation des fourneaux par des moyens mécaniques.
>
> (HOULDSWORTH.)

Considérations générales. — Les inconvénients du chargement à la main sont bien connus; le chargement est intermittent et irrégulier, la combustion incomplète, d'où il résulte une perte de chaleur.

L'ouverture de la porte du foyer détermine l'admission d'air froid au-dessus du combustible incandescent, ce qui favorise la formation de la fumée et abaisse la température des carneaux; enfin le travail du chauffeur serait réduit dans de notables proportions.

C'est au commencement de ce siècle que les premières expériences d'appareils automoteurs ont été faites; depuis dix ans seulement la question paraît devoir entrer dans une voie pratique.

Nous ne mentionnerons, parmi les foyers si nombreux de ce genre, que deux appareils automatiques pour le chargement des foyers : la *grille Ducastel* et le *chauffeur mécanique Carver*.

Grille Ducastel. — Cet appareil repose sur la substitution aux grilles fixes des foyers ordinaires de grilles portées sur des chariots et qui, au nombre de 3, 4, 5, placées les unes à la suite des autres, forment les nouveaux foyers. On obtient ainsi la charge régulière du combustible.

Chauffeur mécanique Carver. — Cet appareil se compose d'une trémie qu'on charge à la main, d'une chaîne sans fin qui entraîne le charbon et le réduit à la dimension convenable et d'un registre réglant l'arrivée du charbon au tambour à ailettes chargé de le projeter sur la grille.

Il s'installe très facilement et sa présence n'empêche pas de charger, si l'on veut, la grille à la main.

2° FOYERS A INTRODUCTION D'AIR AU-DESSUS DE LA GRILLE.

Foyer Combes. — Le premier type de foyers à introduction d'air au-dessus de la grille n'est pas d'aujourd'hui.

Il fut imaginé en 1844 par Combes. De chaque côté de la grille, cet illustre maître avait fait pratiquer un conduit s'ouvrant à l'extérieur et débouchant en arrière de l'autel. Ce conduit produisait un jet d'air utile à la combustion.

Foyer Darcet. — Dans ce foyer l'air supplémentaire est introduit par l'autel au moyen d'un conduit partant de l'arrière du cendrier et muni d'un registre dont le degré d'ouverture se règle à volonté.

3° FOYERS A ALIMENTATION CONTINUE.

Ces foyers, très bons en théorie, ne sont généralement pas pratiques.

Foyer Ployer. — Il se compose d'une grille ordinaire, à barreaux étroits et serrés ; au-dessus de cette grille débouche un tube vertical surmonté d'une trémie dans laquelle on charge le combustible qui ne se répartit pas d'une façon uniforme sur la grille, c'est ce qui l'a fait rejeter.

Appareil Juches. — Ce foyer se compose d'une grille formant chaîne sans fin et dont les barreaux articulés sont placés perpendiculairement à la longueur du foyer ; cette grille passe sur deux tambours polygonaux montés sur un bâti et mus par un moteur quelconque. Le combustible chargé sur la partie antérieure de la grille est entraîné avec celle-ci et pénètre progressivement dans le foyer. A son autre extrémité, la grille laisse tomber le mâchefer.

4° FOYERS A INSUFFLATION DE VAPEUR.

Appareil Thierry. — L'insufflation de vapeur dans un foyer y facilite le mélange des gaz combustibles et de l'eau et détermine, par entraînement, l'arrivée d'une quantité d'eau supplémentaire dans le foyer.

5° FOYERS MIXTES.

Foyer Tembrinck. — Ce foyer a été spécialement imaginé pour les chaudières de locomotives ; il peut s'appliquer aux chaudières tubulaires fixes. Il se compose d'un vaste parallélipipède entouré d'eau, et dont la base inférieure est fermée par une grille très inclinée de l'avant à l'arrière. Au-dessus de la grille et vers la moitié de la hauteur, entre cette grille et le ciel du foyer, se trouve un bouilleur aplati occupant toute la largeur du foyer. Les gaz combustibles et l'air appelé à travers la grille sont obligés de contourner ce bouilleur en revenant vers l'avant du foyer pour retourner en arrière, par-dessus ce bouilleur, et se rendre dans les tubes qui sont fixés sur la paroi verticale d'arrière du foyer.

Dans les locomotives où le foyer Tembrinck est appliqué, on brûle de la houille.

6° FOYERS GAZOGÈNES.

Considérations générales. — Nous avons vu que, quand on exagérait sur la grille d'un fourneau l'épaisseur de la couche de combustible en ignition, l'acide carbonique formé par l'oxygène de l'air et le carbone du charbon tendait à se transformer en oxyde de carbone et que cela constituait une perte si l'on ne parvenait pas à brûler ce gaz plus loin. Dans ce même cas d'exagération de la couche de houille, les hydrogènes carburés qui se distillent de la houille ne se brûlent pas.

Mais, bien que mélangés à l'azote de l'air, les gaz ainsi dégagés n'en restent pas moins combustibles et on peut les allumer plus loin, si on leur fournit l'oxygène nécessaire avant que leur température soit descendue trop bas.

C'est là ce qui a donné l'idée des foyers gazogènes, dans lesquels on transforme des combustibles solides, menus ou de qualité inférieure en combustibles gazeux, pour les transporter ou les utiliser plus loin.

Il est évident que l'utilisation du combustible se ferait ainsi de la façon la plus parfaite. Il reste encore à trouver un appareil gazogène pratique pour le chauffage des chaudières à vapeur. Nul doute qu'on y parvienne, ce qui permettrait un chauffage régulier.

Jusqu'à présent les gazogènes qui ont été présentés pour le chauffage des chaudières à vapeur n'ont pas donné complète satisfaction. Il paraîtrait cependant que, depuis très peu de temps, cet appareil a été rendu pratique en Allemagne pour le chauffage d'une batterie de six chaudières semi-tubulaires de 150 mètres de surface de chauffe, chacune en communication dans le même massif de maçonnerie.

DES CHAUDIÈRES A VAPEUR.

1° NOTIONS SUR LES CHAUDIÈRES A VAPEUR;
2° APPAREILS DE SURETÉ DES CHAUDIÈRES A VAPEUR;
3° MESURES DE PRÉCAUTIONS HABITUELLES A OBSERVER DANS L'EMPLOI DES CHAUDIÈRES A VAPEUR;
4° INCRUSTATIONS. CORROSIONS. EXPLOSIONS DES CHAUDIÈRES A VAPEUR;
5° DES ASSOCIATIONS DE PROPRIÉTAIRES D'APPAREILS A VAPEUR AU POINT DE VUE DE LA SÉCURITÉ DU TRAVAIL DANS L'INDUSTRIE.

1° NOTIONS SUR LES CHAUDIÈRES A VAPEUR.

Nous ne pouvons décrire ici tous les types de chaudières à vapeur.

Nous ne parlerons que des grands principes fondamentaux sur la génération de la vapeur et nous poserons le problème à résoudre ainsi :

Produire en un temps donné et avec la moindre dépense possible en combustible la quantité de vapeur maximum.

Récepteurs de chaleur. — Le corps qui reçoit la chaleur de la source se nomme *récepteur de chaleur.* La portion de surface du *récepteur* en contact avec la source de chaleur porte le nom de *surface de chauffe.*

Surface de chauffe. — La partie du récepteur qui reçoit l'action directe du foyer constitue la *surface de chauffe directe.*

Les parties qui ne reçoivent plus l'action des gaz au foyer qu'indirectement constituent la surface de chauffe *indirecte.*

Par ces définitions, on voit que la surface de chauffe directe dépend de la surface du foyer et que la surface de chauffe indirecte varie avec la nature du combustible qui produit une flamme plus ou moins longue.

Vaporisation. — La meilleure vaporisation se fait par le chauffage méthodique ; elle est plus grande dans les chaudières à foyer intérieur que dans les chaudières à foyer extérieur. La production moyenne pratique de vapeur par heure et par mètre carré de surface est de 15 kilogr.

Indications théoriques sur la forme à donner aux chaudières. — La résistance de la chaudière aux variations de pression ou la *stabilité* de la chaudière est un des éléments les plus importants à considérer dans cette étude.

Dans la pratique, on cherche des combinaisons dans lesquelles les déformations accidentelles que peut subir l'enveloppe de la chaudière soient combattues par la pression même de la vapeur. Ainsi une chaudière dans laquelle les pressions s'exerceraient *de l'intérieur vers l'extérieur* serait, dans ce cas, ce que l'on appelle l'*équilibre stable,* tandis qu'une chaudière dans laquelle les pressions s'exerceraient de l'extérieur vers l'intérieur répondrait au cas de l'*équilibre instable.*

Le maximum de résistance serait donc donné par une sphère contenant de la vapeur, toutes les tendances à la déformation étant combattues par la pression même de la vapeur ; tandis que les chaudières à un ou deux bouilleurs placés au milieu de la chaudière, soumis à l'action de la vapeur agissant de l'extérieur vers l'intérieur, se trouvent dans les conditions de l'équilibre instable.

La forme cylindrique, à défaut de la chaudière sphérique qui est difficile à construire, est adoptée aujourd'hui généralement dans la construction des chaudières.

Épaisseur à donner aux parois cylindriques des chaudières. — La forme cylindrique étant celle qui est adoptée dans la pratique, la relation qui relie l'épaisseur e au diamètre d et à la pression p est donnée par l'expression

$$e = \frac{dp}{2R}$$

dans laquelle R est l'effort de traction que l'on peut faire supporter avec sécurité à l'unité de section du métal employé.

Il est utile d'ajouter 2 ou 3 millimètres à l'épaisseur ainsi calculée pour la part d'usure due à la rouille du métal ; ce qui donne pour formule pratique un effort de rupture de métal employé de *35 kilogr.* par millimètre carré et en prenant le 1/7ᵉ pour être sûr de rester dans les limites de l'élasticité du métal employé R = 5 kilogr.

$$e = 0{,}001\ dp + 0{,}2$$

ou

$$e = 0{,}001\ dp + 0{,}3$$

e étant exprimé en centimètres.

Ces formules ne sont toutefois applicables qu'autant que l'enveloppe peut, en un quelconque de ses points, supporter un effort de 5 kilogr. par millimètre carré.

Calcul de l'épaisseur pour une enveloppe formée de feuilles de tôle réunies par des rivets. — Dans ce cas la vapeur à attribuer à R devra être celle qui convient à la partie la plus faible, c'est-à-dire au joint.

Or, lorsqu'il s'agit de tôles réunies par un seul rang de rivets, la résistance du joint n'est guère que de 0,55 de celle de la tôle elle-même ; il faudra donc multiplier R par ce coefficient et la formule deviendra ainsi :

$$e = 0{,}0018\ dp + 0{,}3$$

$$e = 0{,}0018\ dp + 0{,}2$$

C'est précisément l'expression à laquelle l'*ordonnance du 22 mai 1843* sur l'établissement des appareils à vapeur prescrivait d'avoir recours pour déterminer les épaisseurs de chaudières, et on est sûr, en l'appliquant, d'obtenir une résistance largement suffisante.

On peut réduire l'épaisseur sans diminuer la garantie de sécurité en faisant usage de jonctions à *deux rangs de rivets*. La résistance des joints de cette espèce est les 0,75 de celle de la tôle, au lieu d'en être les 0,55 comme pour les joints à un seul rang, et la formule devient alors

$$e = 0{,}00133\, dp + 0{,}3$$
$$e = 0{,}00133\, dp + 0{,}2$$

Formule de Faibairn. — D'après Faibairn, la relation qui lie l'épaisseur e de la tôle d'un tube en fer de longueur L et de diamètre d, et la pression externe qui détermine son écrasement est

$$e^{2.19} = \frac{p\,L\,d}{250{,}000}$$

e, L, d étant exprimés en centimètres,

p en kilogrammes par centimètre carré.

D'après les résultats des enquêtes faites en Angleterre, il faudrait, pour avoir toute sécurité, que la valeur du produit p, L, d fût seulement moitié du chiffre qui lui serait attribué par l'expression ci-dessus.

Entretoises et épaisseurs des parois planes. — Lorsque les parois sont planes, il devient nécessaire de les maintenir, soit au moyen d'armatures, soit au moyen de tirants ou d'entretoises reliant entre elles deux faces opposées.

Le tirant doit résister à la portion de surface à laquelle il correspond et les entretoises doivent être assez rapprochées pour limiter les déformations.

MÉTAUX EMPLOYÉS DANS LA CONSTRUCTION DES CHAUDIÈRES.

Considérations générales. — La construction des chaudières exige des métaux unissant à des qualités de *résistance* une parfaite *ductilité* et une grande *élasticité*. Il n'est aucune industrie, en effet, qui ait à leur demander de déployer à un plus haut degré ces diverses qualités : alors que l'architecture, le génie civil et nombre d'autres industries ne demandent aux métaux qu'ils emploient que de faire face aux efforts statiques qui leur ont été assignés, alors qu'aucune autre considération que celles qui dérivent du prix de revient ne limite la plupart du temps l'ingénieur quant à la masse à opposer à un effort déterminé.

Quatre métaux sont employés dans la construction des chaudières :

1° La fonte ;

2° Le cuivre ;

3° Le fer ;

4° L'acier.

La *fonte* ne peut être employée que lorsque les parties qui en sont constituées travaillent à la *compression*.

Le *cuivre,* à cause de son prix de revient, n'est employé que dans quelques cas particuliers.

Quant au *fer* et à *l'acier,* qui sont ou seront appelés à être employés dans la plus grande proportion, les constructeurs doivent se rendre compte de leurs qualités. Il ne suffit pas, ainsi que beaucoup de personnes se le figurent, que le métal résiste bien à l'épreuve réglementaire, la charge du métal, quelque médiocre qu'il soit, restant toujours inférieure à sa limite d'élasticité. Il faut que les constructeurs étudient les qualités du métal par les épreuves suivantes :

1° *Essais à froid :*

Par des essais de flexion à la presse hydraulique ; — par des essais à la résistance sous le choc d'un mouton ; — par des essais sous des efforts réitérés ;

2° *Par des épreuves à chaud.*

Essais à froid. — Dans ces dernières années, l'usage des machines à essayer les métaux par traction s'est répandu en France et tend à remplacer les pratiques antérieurement en usage et que nous avons désignées sous le nom *d'épreuves à froid*. Certains de ces essais consistaient à replier au marteau dans deux sens opposés des barreaux découpés dans le métal à essayer. Après ce double pli et ce double redressement, le barreau devait être intact.

Épreuves à chaud. — Les *épreuves à chaud* ont un grand intérêt pour le métal devant entrer dans la constitution d'une chaudière à vapeur. En effet, il ne suffit pas de demander à ce métal une grande résistance à la traction et un grand allongement, conditions de résistance et de ductilité, il faut aussi s'assurer qu'il est bien *élastique*, c'est-à-dire qu'il peut supporter convenablement les façonnages à chaud qu'il aura à subir dans la mise en œuvre. — Les usines du Creusot ont soin de faire déterminer pour leurs séries de fer ou d'acier ces *coefficients de qualité d'essais à chaud*, si importants à connaître pour l'emploi de ces métaux dans la construction des chaudières à vapeur.

Essais à la traction. — Lorsqu'on soumet à la traction des barres métalliques, on sait que leur longueur croît à mesure qu'augmente l'effort exercé et cela jusqu'à ce que la rupture se prononce.

Pour déterminer la limite d'élasticité, on fait croître la charge par degrés successifs, et on mesure pour chaque accroissement de charge l'allongement correspondant du métal, jusqu'à la rupture qui détermine la limité d'élasticité.

Résistance vive. — On appelle *résistance vive de rupture le travail développé au moment où les efforts de traction déterminent la rupture.*

Pour connaître la ténacité des métaux, il faut faire le rapport de la valeur de leur résistance vive de rupture avec le produit de la charge de rupture avec l'allongement total. Les métaux sont d'autant plus résistants que ce rapport est plus grand, de sorte que la ténacité est fonction de ce rapport,

$$T = f\left(\frac{Rv}{F.\,l}\right)$$

T représentant la *ténacité*,
Rv représentant la *résistance vive*.

Résistance au cisaillement. — La résistance au cisaillement n'est pour les fers et aciers qu'une fraction de la résistance à la traction.

La résistance au cisaillement ne serait que les $\frac{58}{100}$ de la résistance à la traction pour l'acier, et $\frac{73}{100}$ pour le fer.

Cathétomètres. — En France, on emploie généralement pour la mesure des allongements et spécialement pour la mesure des allongements *élastiques* un instrument de précision dont la description se trouve dans tous les traités de physique et qui s'appelle le cathétomètre.

Épreuves par flexion, compression et torsion. — Outre les épreuves par *traction* qui servent à caractériser la résistance des métaux, certains expérimentateurs ont effectué des épreuves par *flexion*, par *compression* et par *torsion*.

Les épreuves par flexion sont inutiles, à mon avis, après celles par traction, mais les épreuves par compression et par torsion peuvent servir dans certains cas particuliers qui ne nous intéressent pas dans cet ouvrage. Nous ne les mentionnons que pour mémoire. Nous dirons seulement que la fonte présente à la rupture par compression une résistance de *35 kilogr. en moyenne par millimètre carré.*

1° *Fonte.*

La fonte de fer n'entre que pour une faible part dans la construction des chaudières à vapeur. Très résistante à la compression, la fonte ne présente aucune garantie dans les efforts à l'extension. Elle est, d'autre part, peu homogène.

On ne se sert de la fonte que dans les fonds de réchauffeurs, dans les têtes de dômes à vapeur, dans les chevalets de tampons, et encore on la remplace avantageusement par de la tôle emboutie au marteau ou à la presse hydraulique.

2° *Cuivre.*

Le cuivre laminé possède une grande *ductilité,* mais sa résistance est faible et diminue encore quand le métal est recuit. Le cuivre est de moins en moins employé dans la construction des chaudières ; il n'entre actuellement que dans la constitution de quelques foyers et de plaques tubulaires de locomotives. Les tubes en laiton sont encore employés d'une façon courante.

3° *Fer.*

Le fer est le métal le plus employé dans la construction des chaudières.

Les tôles de fer sont généralement, en France du moins, classées en six catégories. Voici la classification des tôles du Creusot avec les éléments de leur résistance :

COEFFICIENTS DE RÉSISTANCE.	NUMÉROS DE CLASSIFICATION DES TOLES.					
	N° 2.	N° 3.	N° 4.	N° 5.	N° 6.	N° 7.
Charge de rupture par millimètre carré de la section primitive	$33^k,2$	$33^k,7$	$34^k,7$	$34^k,8$	$35^k,6$	$36^k,7$
Allongement permanent au moment de la rupture.	6 ,5	10^m	14 ,6	18 ,2	22	36 ,7
Striction ou rapport de la section primitive à la section rompue	940 m/m	895 m/m	847 m/m	808 m/m	740 m/m	665 m/m

Une tôle présente son maximum de résistance dans le sens du laminage; et comme la force de résistance d'un corps cylindrique de chaudière est double dans le sens longitudinal, on devra cintrer les tôles dans le sens même du laminage.

Les tôles communes adultérées par des corps étrangers sont aigres et cassantes.

Les tôles fines présentent souvent des pailles d'épaisseur variable. Un contrôle sévère au cours de la construction permet souvent d'éliminer les tôles défectueuses; parfois aussi le défaut ne se révèle que plusieurs mois après la mise en service.

Dans la construction d'une chaudière, les constructeurs doivent rechercher les tôles de fer de bonne qualité, exemptes d'impuretés.

4° *Acier.*

L'acier peut être défini : *Composé ferreux malléable durcissant sous l'action de la trempe,* tandis que le fer ne durcit pas sensiblement à la trempe. La limite entre le fer et l'acier devient de moins en moins nette. Certains métaux fondus très doux sont classés parmi les fers, quand ils pourraient appartenir à la classification des aciers.

L'acier fondu présente en général une grande résistance à la rupture, plus grande que celle du fer. D'un autre côté, l'acier a plus de ductilité que le fer, tout en étant plus homogène. Voici les conditions demandées par la marine pour les tôles d'acier devant entrer dans la construction des chaudières :

ÉPAISSEUR en millimètres.	POUR CHAUDIÈRES. Charge moyenne minimum.	Allongements minimum.
6 à 8	42	25
8 à 20	42	26
16 à 30	40	25

L'emploi des tôles d'acier dans la construction des chaudières de locomotives est encore peu répandu en France ; elles pourraient cependant être employées d'une façon courante en suivant les précautions indiquées par M. J. Barba, ingénieur de la marine, dans son livre : *Étude sur l'emploi de l'acier dans les constructions.*

Il est vrai que, depuis longtemps déjà, le Creusot a construit des chaudières de locomotives entièrement en acier et les Compagnies d'Orléans et P.-L.-M., notamment, ont suivi la voie indiquée par cette grande usine. Mais on n'est pas encore fixé sur la durée des tôles d'acier, c'est-à-dire sur leur *résistance à la corrosion dans le fonctionnement des chaudières;* c'est pour cela que la plus grande circonspection s'impose encore dans l'emploi de l'acier pour la construction des chaudières. Il est à désirer cependant que les Compagnies de chemins de fer suivent cette question si intéressante avec les Compagnies d'Orléans et P.-L.-M. dont les essais continuent et amèneront certainement le succès.

Nous avons eu l'occasion de voir, lorsque nous étions chargé du service de surveillance des appareils à vapeur du département du Rhône, des chaudières à vapeur fixes à foyer intérieur dont la tôle de coup de feu était en acier, et dont la durée, sans aucun accident ni défaut, était de plus de vingt années. Ces chaudières avaient été construites par la maison Chevalier, de Lyon.

Il convient d'observer à ce sujet que l'acier se comporte généralement bien à de hautes températures et présente des changements d'état moléculaire très variables lorsqu'il entre dans la construction des enveloppes de générateurs. J'ai en effet observé des ruptures à des tôles d'acier d'enveloppe — sans que rien fasse prévoir ces accidents, dus à une modification considérable de l'équilibre des molécules de l'acier constituant ces enveloppes.

Nul doute cependant que l'acier ne soit le métal de l'avenir pour la construction des chaudières à vapeur.

DE QUELQUES DÉFAUTS DE TOLES.

Pailles. — Les pailles sont des *dédoublements* de la tôle qui proviennent de battitures interposées et non réduites pendant le réchauffage insuffisant de la tôle.

Les pailles peuvent se présenter sous deux aspects bien distincts :

1° Dans un ou deux endroits seulement d'une tôle le dédoublement s'opère et sur de petites surfaces; ce défaut est spécialement appelé *paille;*

2° Le manque de soudage se remarque sur la surface presque totale d'une tôle. Dans ce cas, les pailles sont isolées, ou bien elles se rejoignent presque sans solution de continuité ; on dit alors que les tôles sont *pailleuses.*

Les constructeurs ne sauraient refuser avec trop de rigueur toutes les tôles dans lesquelles, après une inspection minutieuse, on reconnaîtrait une quantité trop considérable de crasse ou ces teintes bien connues des praticiens, comme étant la preuve des défauts de soudure. Un sondage de la tôle au marteau décèle les pailles d'une façon parfaite.

Fentes. — Les fentes proviennent de trois causes: *1° dilatations inégales; 2° flexion alternative des pièces ; 3° vices de construction.*

Les fentes peuvent se diviser en plusieurs classes :

1° Fentes ayant une direction parallèle aux génératrices du cylindre et se dirigeant du rivet au bord de la tôle ;

2° Fentes qui se produisent transversalement aux génératrices, en suivant la ligne médiane des rivets;

3° Fentes en pleine tôle qui se dirigent suivant des sections droites perpendiculaires aux génératrices;

4° Fentes suivant la ligne de mâtage;

5° Fentes à la courbure, soit de fonds ou pièces emboutis, soit dans les fers d'angle d'assemblage.

Les fentes entre rivets et les fentes aux lignes de mâtage constituent un des défauts les plus dangereux, parce que ces fentes peuvent s'augmenter avec une rapidité de nature à provoquer une explosion.

Bosse. — Une bosse est une déformation de la tôle sur toute son épaisseur, un renflement sans dessoudure.

Bosse pailleuse. — La bosse pailleuse est un renflement présentant une dessoudure.

Remarque. — Presque tous les défauts que l'on constate dans les tôles des chaudières proviennent de ce que les chaudières sont trop forcées et de ce qu'on leur demande par moment plus de vapeur qu'elles n'en peuvent fournir. Des feux trop ardents, trop épais, avec un tirage trop violent, altèrent toujours les rivures et les tôles les plus rapprochées du foyer.

Assemblages rivés. — Pour assembler les tôles de 9, 10, 12, 14, 16, 18 et 20 millimètres, on emploie généralement des rivets d'un diamètre de 18, 20, 21, 23, 24, 25 millimètres avec écartement d'axe en axe égal au diamètre du rivet multiplié par 2,75.

Les rivures diminuent de près de la moitié la résistance de la tôle.

Il est préférable de faire dans les tôles les trous de rivets à la *machine à percer* plutôt qu'à la *poinçonneuse,* parce que l'on évite ainsi d'aigrir et d'altérer le métal autour du trou.

L'énergie avec laquelle les têtes de rivets pressent les tôles constitue la *résistance au glissement,* le corps du rivet représente la *résistance au cisaillement,* dont on n'a pas à tenir compte dans un assemblage étanche.

Le ***Rivetage*** se fait manuellement, par percussion et intermittence, ou mécaniquement, par compression.

1° Rivetage au petit marteau.

Résistance au glissement des parties assemblées : ***9 à 10 kilogr. par millimètre carré*** de tige de rivet ;

2° Rivetage à la bouterolle.

Résistance au glissement des parties assemblées : ***10 à 11 kilogr. par millimètre carré*** de tige de rivet ; mais l'énergie de la percussion provoque une altération qui occasionne presque le décollement des tôles ;

3° Rivetage par compression.

Résistance au glissement des parties assemblées : ***13 à 14 kilogr. par millimètre carré*** de tige de rivet.

CONSIDÉRATIONS GÉNÉRALES SUR LES CHAUDIÈRES A VAPEUR.

Les chaudières se divisent naturellement en deux catégories :

1° *Chaudières à foyer extérieur ;*

2° *Chaudières à foyer intérieur.*

On démontre par l'expérience que, si les différentes parties de la surface de chauffe sont bien proportionnées, 1 kilogr. de houille, d'une capacité calorifique égale à 7,800 calories, peut produire, en moyenne et en nombre rond :

9 kilogr. de vapeur dans une chaudière à foyer intérieur et $7^{k},75$ dans une chaudière à foyer extérieur.

L'avantage proportionnel des chaudières à foyer intérieur est donc, en moyenne de

$$\frac{9 - 7,75}{7,75} = 0,161 \text{ ou de } \frac{1}{6}.$$

Dans les chaudières de la première catégorie, la surface *totale* de chauffe peut être entièrement intérieure, ou en partie intérieure et en partie extérieure à la chaudière, mais la surface de chauffe *directe* est toujours intérieure.

Dans celles de la deuxième catégorie, la surface *totale* de chauffe peut être entièrement extérieure ou en partie extérieure et en partie intérieure à la chaudière, mais la surface de chauffe *directe* est toujours extérieure.

Les deux catégories comprennent des chaudières horizontales et des chaudières verticales; elles peuvent se subdiviser en *quatre* classes :

1re classe : *Chaudières tubulaires ;*

2e classe : *Chaudières à foyer extérieur ;*

3e classe : *Chaudières à foyer intérieur ;*

4e classe : *Chaudières à circulation rapide.*

Les différents types de chaudières ne doivent pas être comparés seulement au point de vue de leur rendement, mais il faut avoir égard à d'autres circonstances telles que :

1° L'emplacement ;

2° La faculté qu'elles présentent de parer plus ou moins aux variations de la pression ;

3° La rapidité plus ou moins grande avec laquelle la pression normale peut être obtenue à partir de l'instant où le foyer est allumé ;

4° Les chances d'explosion ;

5° Les facilités de nettoyage, etc., etc.

En résumé, pour chaque cas particulier qui se présente, il faut considérer toutes les conditions à remplir et choisir le type qui les concilie le mieux. La question d'économie dans les frais d'achat et d'installation de la chaudière ne doit primer les autres que lorsqu'il s'agit d'une installation provisoire ou de peu d'importance.

Nous n'entreprendrons pas la description de toutes les dispositions employées. Nous analyserons seulement, d'une façon sommaire, quelques types les plus usuels.

1re classe : Chaudières tubulaires.

Les objections générales qui peuvent être faites sur l'emploi des chaudières tubulaires se résument ainsi :

1. *Tendance à produire des projections ou entraînements d'eau ;*

2. *Irrégularité de pression provenant du petit volume d'eau contenu;*

3. *Tendance des tubes à se remplir de suie ou de matières incrustantes, d'où destruction de la conductibilité ;*

4. *Complication de forme ;*

5. *Coût relativement élevé d'acquisition ;*

6. *Tendance au dérangement ;*

7. *Mélange intime forcé des produits de la combustion avec les produits à brûler;*

8. *Refroidissement de la flamme avant la combustion complète ;*

9. *Raccourcissement exagéré de la flamme et diminution de son pouvoir rayonnant par la suie ;*

10. *Réduction réelle de la surface efficace, limitée à la partie des tubes traversée par les produits de la combustion ;*

11. *Obstacles à l'ascension de la vapeur et à celle de l'eau ;*

12. *Raccourcissement de la distance parcourue par les produits de la combustion ;*

13. *Accroissement nuisible de la rapidité des courants des produits de la combustion ;*

14. *Diminution du temps accordé aux phénomènes ;*

15. *Réduction de la surface vaporisatrice à celle du fourneau et à ses environs.*

Ces objections sont évitées avec certains types de chaudières, dont les tubes, dans lesqules il ne pénètre que des gaz complètement brûlés, ont séparément et dans leur ensemble des sections suffisantes.

Tubes des chaudières. — Les tubes des chaudières sont divisés, selon la nature du fluide qui les traverse, en deux catégories :

1° *Tubes de fumée ;*

2° *Tubes d'eau.*

Les tubes de *fumée* sont de véritables carneaux ; ils sont en cuivre rouge, en laiton, avec ou sans soudure, ou bien en fer soudé sur lui-même et à recouvrement comme des tubes d'*eau*.

Plaques tubulaires. — Quand il existe dans une chaudière un ou plusieurs faisceaux tubulaires, on appelle plaques tubulaires les plaques, généralement parallèles, percées de trous qui reçoivent les extrémités de ces tubes, et, lorsque les plaques sont grandes, on les entretoise l'une à l'autre en remplaçant quelques tubes par des *tirants*.

Les tubes s'assemblent de plusieurs manières avec leurs plaques tubulaires ; ces différents modes d'assemblage peuvent se diviser en deux grandes classes :

1° *Assemblages fixes ;*

2° *Assemblages démontables.*

Avec les assemblages fixes, les *faisceaux tubulaires*

présentent l'inconvénient de ne pouvoir être facilement débarrassés des dépôts incrustants que l'eau dépose sur les parois des tubes. Nous verrons comment cet inconvénient disparaît en rendant *amovible* l'ensemble du faisceau tubulaire.

Amovibilité. — Être amovible ne veut pas dire être démontable à chaque instant. Ce serait mal interpréter l'amovibilité que de l'entendre ainsi. En effet, en sortant et en remettant un foyer, on constitue, en quelque sorte, une *nouvelle* chaudière. Il faut donc que les chaudières tubulaires amovibles soient construites de manière à laisser de grands espaces pour les visites intérieures, et que l'amovibilité ne soit considérée que comme un moyen de faire rapidement une réparation à ce qui souffre le plus à la chaudière, c'est-à-dire au foyer et à la partie tubulaire, et d'exécuter de loin en loin un nettoyage total de la chaudière, l'emploi du trou d'homme et du tampon de nettoyage étant suffisant pour les nettoyages ordinaires.

L'amovibilité a aussi un grand inconvénient lorsqu'elle ne comporte qu'un seul joint et que le diamètre atteint $1^m,50$ ou le dépasse. En effet, si l'on marche à 6 kilogr. par centimètre carré, la pression qui tend à projeter le foyer en dehors de la chaudière n'est pas moins de

$$\frac{\pi \times \overline{1,50}^2}{4} \times 6 = 106,026 \text{ kilogr.}$$

et à l'épreuve le double, soit 212,052 kilogr.

Si l'on considère maintenant qu'un boulon serré maladroitement peut travailler en rupture, on conviendra que cette hypothèse rassure peu.

C'est pour obvier à l'inconvénient signalé ci-dessus que l'on construit des chaudières tubulaires avec tubes démontables indépendamment les uns des autres, sans amovibilité du faisceau tubulaire tout entier.

1° TUBES FIXES. — Les tubes fixes peuvent se diviser en deux classes :

1° *Tubes bagués ;*

2° *Tubes avec anneau ou bourrelet.*

Dans les tubes *bagués*, on chasse, à force, à l'extrémité du tube une bague en acier qui le serre contre la paroi de l'orifice de la quantité nécessaire pour qu'il y ait étanchéité parfaite.

Ce procédé est défectueux, car on diminue les sections d'entrée et de sortie du gaz.

Pour les tubes avec *anneau* ou *bourrelet*, on renfle les tubes à l'intérieur, à l'aide d'un outil spécial appelé *mandrin*, de manière à faire saillir une sorte de bourrelet.

2° TUBES DÉMONTABLES. — Il y a un grand nombre de tubes démontables. Je ne décrirai que celui qui est le plus employé, le tube *Bérendorf*.

Tube démontable Bérendorf. — Pour éviter l'amovibilité du faisceau tubulaire et pour avoir des tubes amovibles séparément afin de pouvoir nettoyer facilement la chaudière et changer rapidement un tube hors d'emploi, un constructeur français, M. Bérendorf, a composé les faisceaux tubulaires des chaudières fixes et des chaudières locomobiles de tubes non fixés aux plaques d'une façon invariable, pouvant être facilement démontés et remontés indépendamment les uns des autres.

Pour cela, M. Bérendorf a soudé aux extrémités du tube deux bagues coniques de diamètre différent et exactement tournées. Les orifices des tubes sont dans les plaques terminales alésées d'une façon parfaite au diamètre des bagues ; il suffit donc d'introduire chaque tube du faisceau par une extrémité et de fixer le tube sur les plaques en frappant sur la tête d'un boulon dont l'embase porte sur l'extrémité du tube et dont l'extrémité, terminée par un étrier, prend, à l'aide d'un écrou, son point d'appui sur la plaque opposée.

A cause des différences de diamètre des extrémités coniques, la poussée horizontale est plus grande d'un côté que de l'autre, il est arrivé que des tubes se sont détachés des plaques tubulaires et ont été projetés violemment. On évite cet accident en fixant extérieurement à la plaque tubulaire, où les extrémités coupées des tubes ont les plus grands diamètres, une contre-plaque ou plaque de garde qui s'appuie sur les extrémités des tubes et qui est percée, en regard de chacun d'eux, d'un trou un peu plus petit que le diamètre intérieur du tube, pour laisser passer la fumée.

Pour démonter les tubes, on agit en sens inverse avec l'écrou.

On peut remplacer l'emmanchement conique par un emmanchement cylindrique, mais une fois le tube mis en place, on enfonce à coups de marteau une bague légèrement conique.

Tubes d'eau. — Les tubes d'eau, quand ils sont ouverts aux extrémités, se fixent comme les tubes de fumée ; quand ils sont pendentifs et fermés à l'extrémité inférieure, ils affectent des formes spéciales.

Division des chaudières tubulaires. — Il y a une infinité de chaudières tubulaires, mais on les divise généralement en trois types :

1° *Chaudières tubulaires à flammes directes ;*

2° *Chaudières tubulaires à retour de flammes ;*

3° *Chaudières à tubes d'eau.*

Nous allons examiner une chaudière du premier type, la chaudière de locomotive.

Chaudière tubulaire à flammes directes de locomotive. — L'inventeur de cette chaudière est l'ingénieur français *Seguin aîné.* Son invention a rendu la locomotive réellement pratique ; elle ne l'était pas avant lui.

La chaudière de locomotive comporte un corps cylindrique terminé, à l'avant, par une partie à section horizontale rectangulaire à double paroi, dans l'intérieur de laquelle est placé le foyer; le combustible y est introduit par une porte.

Les gaz de la combustion circulent dans un faisceau tubulaire fixé aux plaques tubulaires et se rendent dans la boîte à fumée munie d'une porte pour permettre le nettoyage intérieur des tubes ; ils s'échappent ensuite par la cheminée. Ces gaz n'ont donc qu'une circulation; c'est pour cela que la chaudière de locomotive est dite à flammes directes.

Sous un volume relativement restreint, cette chaudière présente une grande surface de chauffe ; la capacité du foyer est considérable, afin que les gaz combustibles puissent s'y mélanger à l'air nécessaire à leur combustion. Ces gaz s'éteindraient à peu de distance de leur entrée dans le faisceau tubulaire à cause du faible diamètre des tubes (0,050 en moyenne), si on ne leur imprimait une grande vitesse par un tirage énergique que produit, dans la cheminée, la vapeur d'échappement sortant des cylindres de la machine.

Toutes les compagnies de chemins de fer avaient choisi au début le coke comme combustible. Un savant praticien, M. Couche, avait préconisé ce combustible, prétendant qu'il était favorable à la conservation des foyers. Ce préjugé est tombé devant l'expérience. Aujourd'hui les compagnies tendent à brûler dans les foyers de locomotives des charbons tout venants au lieu d'agglomérés qui avaient remplacé le coke. Pour atteindre ce but, diverses dispositions ont été adoptées :

1° *Foyers soufflés à charbons maigres.* — Dans ces foyers, un courant d'air arrive dans les parties moyenne et supérieure du chargement du combustible sur la grille, parties où, comme nous l'avons démontré dans le chapitre de la combustion, l'oxygène n'existe plus en quantité suffisante pour que la combustion puisse se faire utilement.

2° *Voûtes en briques réfractaires dans le foyer.* — Le

principe de ce foyer consiste dans ce fait que les briques réfractaires peuvent absorber une quantité considérable de chaleur, qu'elles rendent au moment opportun en partie aux gaz de la combustion pour qu'ils puissent brûler. Le rôle de ces briques est donc de maintenir d'une façon bien réglée la température du foyer, elles servent de volant de combustion.

Les voûtes servent aussi à forcer les gaz à suivre le chemin le plus favorable pour la meilleure utilisation de la chaleur développée par la combustion. Par cette disposition, les gaz hydrogène, oxyde de carbone, carbures d'hydrogène décomposés qui ne serviraient à rien et s'en iraient sans brûler dans la cheminée, arrivant sur ces voûtes avant d'entrer dans le faisceau tubulaire, récupèrent la chaleur nécessaire pour brûler et donner tout leur effet utile.

En résumé, les voûtes de briques réfractaires servent donc de *volant de combustion et* de *récupérateur de chaleur*.

L'idée de cette disposition remonte à M. Combes.

Échappement. — Le principe du tirage par l'échappement consiste à entraîner l'air nécessaire à la combustion au travers de la grille et des tubes par l'impulsion d'un jet de vapeur lancé dans la cheminée. Cette vapeur est celle qui s'échappe des cylindres, toujours à une pression supérieure à celle de l'atmosphère.

L'activité du tirage dépend de la position de la tuyère d'échappement, qui doit être concentrique à l'axe de la cheminée, lancer le jet de vapeur suivant cet axe et offrir aux gaz de la boîte à fumée la plus grande surface de contact possible.

Plusieurs dispositions spéciales ont été adoptées, parmi lesquelles je citerai :

1° *En Amérique,* la tuyère d'échappement, presque toujours double, débouche ordinairement au bas de la boîte à fumée, dans un gros tube en forme d'entonnoir renversé. Ce tube est appelé *Petticoat* (jupon) ;

2° *En France,* la disposition *Mallet* ou échappement *annulaire* a été adoptée, sur la ligne de *Bayonne à Biarritz,* et a donné de bons résultats.

Pare-étincelles. — Les pare-étincelles ont été le sujet de recherches méthodiques en France et à l'étranger. Ces appareils, comme leur nom l'indique, servent à arrêter les flammèches et les étincelles.

Le pare-étincelles doit réunir deux conditions incompatibles entre elles, savoir :

1° *Ne pas nuire au tirage ;*

2° *Arrêter toutes les flammèches.*

En Europe, plusieurs appareils ont été essayés : les pare-étincelles système *Thurmann, Klein, Meyer, Ressig,* consistant soit à contrarier le courant gazeux par de nombreuses chicanes, soit à se servir de déflecteurs n'agissant sur les gaz qu'à leur sortie des tubes.

On emploie presque exclusivement les pare-étincelles où le courant gazeux se tamise à travers une toile métallique interposée sur son trajet vers l'atmosphère.

En Amérique, l'une des formes de pare-étincelles les plus répandues est connue sous le nom de *Bonnet-pipe* ou *cheminée à bonnet*. Cette disposition consiste à entourer la cheminée proprement dite d'une seconde cheminée, ou *bonnet*, en forme de tronc de cône largement évasé et séparé de l'atmosphère par une toile métallique.

Le pare-étincelles de *Graham* est remarquable par la facilité qu'il offre au nettoyage.

M. *Beattie* a proposé une solution radicale qui consiste à supprimer la cheminée.

Foyer de locomotive système Belpaire pour brûler les houilles menues. — Le foyer de locomotive *système Belpaire* a été étudié surtout en vue de brûler les houilles menues de toute qualité. La grille de ce foyer spécial est d'une grande surface. Les barreaux, très minces et très rapprochés (ils ont entre eux une distance de 5 millimètres seulement), sont sensiblement inclinés vers l'avant, où est ménagée une partie mobile pour faciliter le nettoyage. Le combustible menu doit y être déposé en couche mince, et toutes les dispositions sont prises pour que le chauffeur puisse facilement diriger son feu et nettoyer sa grille.

Dans ce système de foyer, la longueur de la grille dépassant souvent $2^m,60$ et atteignant parfois 3 mètres, on est obligé de loger un des essieux de la locomotive au-dessous de la grille et le *cendrier* est spécialement disposé à cet effet.

Avec ces dimensions si grandes du foyer, les feux peuvent-ils être convenablement ringardés ?

Foyer pour brûler le bois, l'anthracite et la tourbe. — En Amérique, des foyers de locomotives sont établis pour brûler du bois et de la tourbe.

Dans certaines parties de l'Amérique, les locomotives se servent d'anthracite comme combustible.

Foyer de locomotive pour brûler le pétrole. — Depuis longtemps on emploie couramment le *pétrole* comme combustible des locomotives sur les lignes de la Russie méridionale et des États-Unis.

Le pétrole arrive en quantité réglée d'avance sur la grille en amiante où il brûle complètement ; — devant la plaque tubulaire du foyer se trouve un autel en briques réfractaires replié vers la porte du foyer et qui sépare la chambre de combustion du faisceau tubulaire en protégeant celui-ci.

Cette disposition donne des résultats très pratiques.

Rapport entre la surface de chauffe directe et la surface de grille des chaudières de locomotives. — Il résulte de la disposition et de la capacité du foyer des chaudières des locomotives que le rapport $\frac{S}{S_1}$ entre la surface de chauffe directe et celle de la grille est grand. Nous allons le calculer.

Désignons par l la largeur de la grille, qui est limitée par celle de la voie ferrée, la longueur de la grille est $\frac{S_1}{l}$.

La surface de chauffe directe S est la somme des

surfaces : 1° du ciel du foyer qui est égale à celle de la grille S_1; 2° des quatre parois verticales du foyer; la hauteur de ces parois est à peu près égale au diamètre d du corps cylindrique et leur largeur est respectivement l et $\frac{S_1}{l}$; on peut donc dire :

$$S = 2d\left(l + \frac{S_1}{l}\right) + S_1$$

ou

$$S = S_1\left(1 + \frac{2d}{l}\right) + 2dl$$

ou

$$\frac{S}{S_1} = 1 + \frac{2d}{l} + \frac{2dl}{S_1}$$

ou

$$\frac{S}{S_1} = 1 + 2d\left(\frac{1}{l} + \frac{l}{S_1}\right)$$

et puisque

$$\frac{S_1}{l} = d,$$

nous arrivons à

$$\frac{S}{S_1} = 3 + \frac{2d}{l}$$

et comme on a $d > l$, il en résulte

$$\frac{S}{S_1} > 5.$$

Remarque 1. — Une partie de la surface de la plaque tubulaire est occupée par les tubes; de telle sorte qu'en pratique le rapport $\frac{S}{S_1}$ dépasse rarement 4,5.

Remarque 2. — En pratique, on admet que la surface de chauffe directe est quatre fois plus grande que celle de la grille.

Mauvaise utilisation du combustible dans les chaudières de locomotives. — L'unique circulation des gaz de combustion dans une chaudière de locomotive et l'énorme activité du foyer nécessaire pour produire par heure une grande quantité de vapeur font que la chaudière de locomotive n'est pas *économique*, au point de vue du combustible, car les gaz de la combustion ne donnent pas toute la quantité de chaleur qu'ils possèdent; ils s'échappent dans la cheminée à une température de 400° environ.

Mauvaise disposition de la chaudière de locomotive pour le nettoyage. — Le plus grave inconvénient d'une chaudière construite sur le type de celui d'une locomotive, c'est qu'il n'est pas possible d'enlever les incrustations qui se forment sur les tubes sans démolir la chaudière, c'est-à-dire sans dériver les tubes.

Il faut donc, dans ces chaudières, n'employer que des eaux peu incrustantes.

Aussi dans toutes les alimentations de locomotives, a-t-on établi des appareils pour l'épuration des eaux. Le plus répandu est l'épurateur construit par M. P. Gaillet, de Lille.

Conclusions relatives aux chaudières de locomotives. — Le meilleur appareil évaporatoire n'est pas encore trouvé et les compagnies de chemins de fer continuent à se servir des chaudières existantes, quelque imparfaites qu'elles soient. La condition la plus essentielle qui manque aux chaudières de locomotives, c'est l'agrandissement, d'une façon générale, de leurs dimensions et, par suite, de leur surface de chauffe : insuffisance de la chaudière courte, de la course courte et du temps court pour l'accomplissement de toutes les fonctions de la combustion et du chauffage. La mauvaise utilisation du combustible provient *surtout* de l'excès de travail demandé à ces chaudières généralement trop petites et *de la mauvaise conduite des feux*. Dans tous les cas, ce matériel, dont la valeur se compte par millions, ne peut être remplacé que progressivement ; il faut donc en tirer présentement le meilleur parti possible. Ce devoir doit être un des attraits de la carrière des ingénieurs de traction, puisqu'il leur procure l'occasion d'exercer leur intelligence de la manière la plus utile, en leur faisant chercher les moyens de diminuer les dépenses considérables de la locomotion sur les voies ferrées.

Pour arriver à un meilleur emploi des chaudières actuelles, l'ingénieur de traction s'est borné jusqu'à présent à *en élever le timbre*. Mais, à notre avis, la condition qui est la plus importante de toutes, mais en même temps un peu négligée, est d'avoir des chauffeurs expérimentés et soigneux. Quel est donc ce travail qui peut demander une expérience et un soin tels que ce soit la plus importante de toutes? Ce travail est de la plus grande simplicité et les devoirs du chauffeur à ce sujet sont résumés dans le chapitre de cet ouvrage: *Considérations générales sur les mesures de précaution à observer dans l'emploi des chaudières à vapeur.*

Chaudière horizontale à foyer intérieur tubulaire à retour de flammes (système Thomas et Laurens). — La chaudière comporte un corps cylindrique portant en avant une boîte à fumée et réuni à une plaque tubulaire. Cette plaque tubulaire est fixée sur un tube tronconique renfermant le foyer et assemblé à une seconde plaque tubulaire; sur cette dernière est rivée une calotte qui forme, à l'arrière du foyer, une chambre ou *boîte à feu*. Les deux plaques tubulaires sont réunies, en outre, par un certain nombre de tubes de 40 à 100 millimètres de diamètre.

Parcours des gaz de la combustion. — Les gaz de la combustion parcourent le foyer, tourbillonnent dans la boîte à feu où ils achèvent de brûler et reviennent en avant, par le faisceau tubulaire, dans la boîte à fumée, d'où ils s'échappent par la cheminée.

Vaporisateur. — Tout le faisceau formé par le tube-foyer et les tubes de retour constitue le *vaporisateur*.

Avantages de cette chaudière. — A l'avantage d'une double circulation pour les gaz de la combustion, cette chaudière joint celui d'un nettoyage facile, puisqu'on peut enlever le vaporisateur et détruire commodément les incrustations que l'eau a formées sur la surface extérieure des tubes. En outre, le vaporisateur n'étant fixé à la chaudière que par l'une de ses extrémités peut se dilater librement.

Chaudières tubulaires à circulation directe. — La chaudière tubulaire à flammes directes se compose d'un foyer intérieur terminé à la partie supérieure par une plaque tubulaire sur laquelle est fixé un faisceau tubulaire à fumée relié à la partie inférieure à une autre plaque tubulaire. Ces deux plaques terminales sont parallèles.

Le foyer et le faisceau tubulaire sont enfermés dans une enveloppe cylindrique.

Sur la plaque tubulaire supérieure se trouve la cheminée en tronc de cône.

Les flammes traversent le faisceau tubulaire et débouchent dans la cheminée.

Cette chaudière n'a pas une disposition bien avantageuse; on l'emploie, à cause de son peu d'encombrement, dans quelques cas particuliers, treuils et grues à vapeur, etc.

2e classe. — Chaudière à foyer extérieur.

Généralités. — Toute chaudière à foyer extérieur se compose essentiellement d'un vase métallique posé sur un fourneau en maçonnerie de briques; des grilles fixes reposant sur la maçonnerie supportent le combustible, et des carneaux permettent à la flamme de lécher les parois latérales de la chaudière; enfin, une cheminée active le tirage et porte les gaz de la combustion à une hauteur suffisante pour que leur diffusion dans l'air n'ait point d'influence nuisible.

Chaudière cylindrique sans bouilleur à foyer extérieur. — Le vase métallique est un cylindre terminé par deux fonds bombés en tôle.

Dans ces chaudières, la surface de chauffe disponible est faible et ces générateurs vaporisent peu.

Suspension de la chaudière. — Ces chaudières sont suspendues sur la maçonnerie, au moyen de supports ou oreilles rivés à la partie supérieure. On donne une pente de 1/80 à 1/100 vers l'arrière où se placent l'alimentation et la vidange.

Rapport du volume de la vapeur au volume de l'eau. — Dans ces générateurs, le volume de vapeur est au volume d'eau comme 2 est à 3.

Vaporisation par mètre carré de ces chaudières. — La vaporisation par heure d'un mètre carré de surface rayonnante est d'environ 40 à 45 kilogr. d'eau; mais la surface de contact, celle exposée aux gaz dans les carneaux, ne produit que 6 à 7 kilogr. par mètre carré; ce qui porte à 25 ou 30 kilogr. la moyenne de la production en vapeur par heure et par mètre carré de surface totale de chauffe directe ou indirecte. En pratique, la vaporisation moyenne ne dépasse pas 20 kilogr.

Poids de ces chaudières. — Ces chaudières pèsent de 210 à 220 kilogr. par mètre carré de surface de chauffe.

Surface de chauffe par cheval-vapeur. — Il faut $1^{m},50$ de surface de chauffe par force de cheval, ce qui suppose une vaporisation moyenne de 20 kilogr. environ.

Bouilleurs. — Pour avoir une plus grande vaporisation on ajoute au corps cylindrique des bouilleurs.

Les bouilleurs sont des cylindres analogues au cylindre primitif, réunis au cylindre principal par des tubes de communication ; ces cylindres sont entièrement plongés dans la flamme.

La surface de chauffe totale d'un générateur à bouilleurs se décompose ainsi :

Surface totale des bouilleurs ;
1/2 de la surface de la chaudière.

Réchauffeurs. — Quelquefois on établit plusieurs cylindres semblables aux bouilleurs en dessous ou mieux sur les côtés de la chaudière, et on les multiplie de façon que les gaz de la combustion se dépouillent le plus possible de leur chaleur avant d'être lancés dans l'atmosphère. Ces cylindres s'appellent réchauffeurs.

D'après M. Grouvelle, les dimensions suivantes doivent être adoptées pour une chaudière cylindrique à deux bouilleurs :

1° Le diamètre des bouilleurs doit être la moitié de celui de la chaudière ;

2° La longueur des bouilleurs égale à celle de la chaudière multipliée par 1,10;

3° La longueur de la chaudière égale à cinq fois son diamètre;

4° 2 mètres carrés de surface de chauffe par force de cheval.

Installation des réchauffeurs en vue de faciliter le nettoyage et la visite. — Dans les installations de chaudières à réchauffeurs superposés, avec l'emploi des voûtes destinées à séparer les carneaux, la visite et le nettoyage de ces réchauffeurs est difficile.

On a imaginé une disposition qui supprime cet inconvénient; elle consiste à remplacer la voûte de séparation par des plaques en fonte à recouvrement. Ensuite, au lieu de la voûte du réchauffeur supérieur, on établit deux séries de plaques en terre réfractaire, disposées de manière à laisser entre elles une couche d'air isolante.

Corrosion intérieure du ciel des réchauffeurs. — On constate souvent la fréquente détérioration du ciel des réchauffeurs, causée par l'action corrosive de l'air humide de l'eau.

Pour prévenir autant que possible ces corrosions, on construit les réchauffeurs en emboîtant les viroles constituantes l'une dans l'autre en forme de télescope et en faisant arriver l'eau par la virole du plus petit diamètre et en la faisant sortir par celle du plus grand diamètre. Avec cette disposition et en donnant assez d'inclinaison au bouilleur-réchauffeur, l'air humide se dégage librement et ne se confine pas dans les saillies qui se trouvent à l'intérieur des bouilleurs-réchauffeurs.

Si les bouilleurs dont on doit se servir n'ont pas la forme télescopique, il faut avoir soin, après le piquage ordinaire, de passer une couche de peinture à l'intérieur afin de préserver les tôles de l'oxydation.

Chaudière horizontale à bouilleurs et à foyer extérieur. — Les chaudières horizontales à foyer extérieur ont été les premières employées dans l'industrie.

L'une des mieux comprises comporte un corps cylindrique terminé par deux fonds emboutis ; au-dessous, réunis par des tuyaux de communication, se trouvent deux bouilleurs de plus faible diamètre que la chaudière.

Toutes ces parties sont placées dans une construction en briques qui constitue le fourneau.

Le foyer est placé sous les bouilleurs, les gaz de la combustion, après avoir léché cette partie de la chaudière, reviennent brûler sous le corps cylindrique.

Une chambre de vapeur au-dessus du corps cylindrique ne doit jamais être en contact avec les gaz venant du foyer.

Les bouilleurs sont exposés à l'action directe du feu ; la surface totale de ces bouilleurs et la moitié du corps cylindrique constituent la surface totale de chauffe de la chaudière.

Le diamètre des bouilleurs ne doit pas être inférieur à 50 centimètres, afin qu'on puisse y pénétrer pour les nettoyer.

Afin de faciliter le dégagement de la vapeur formée dans les bouilleurs, on leur donne une légère pente.

Chaudières verticales cylindriques à foyer extérieur. — Ces chaudières sont employées dans les usines métallurgiques pour utiliser les chaleurs perdues des fours à puddler, à réchauffer et autres.

Les chaudières horizontales à bouilleurs occupent un emplacement très grand ; en plaçant debout un corps de chaudière, on a ainsi réduit considérablement la surface occupée sur le sol et en même temps on a pu mettre la chaudière dans la cheminée du four ou de la batterie de fours dont on a voulu utiliser les chaleurs perdues.

Quelquefois deux corps de chaudière sont réunis.

Chaudière à réchauffeurs et foyer extérieur (Système Farcot). — Cette chaudière réalise le *chauffage méthodique*.

La chaudière comporte un corps cylindrique placé au-dessus du foyer et deux cylindres latéraux établis chacun dans un carneau et séparés par une voûte en briques ; ces cylindres constituent des réchauffeurs.

Le réchauffeur inférieur est incliné de l'avant à l'arrière du fourneau, tandis que le réchauffeur supérieur est incliné en sens inverse.

L'eau d'alimentation entre dans le réchauffeur supérieur par son extrémité postérieure, un tube en cuivre fait communiquer, par leur extrémité antérieure, les deux réchauffeurs ; et enfin le réchauffeur inférieur et le corps cylindrique communiquent par des cuissards.

Dans cette disposition, *les gaz circulent en sens in-*

verse de l'eau d'alimentation, c'est cela qui constitue le chauffage méthodique.

Cette chaudière donne de très bons résultats au point de vue de la bonne utilisation du combustible. On peut obtenir 9 kilogr. de vapeur par kilogramme de houille brûlée.

La disposition des réchauffeurs permet aux dépôts de se former dans le réchauffeur supérieur, c'est-à-dire dans la partie de la chaudière qui est le moins chauffée et non exposée aux flammes.

On peut construire des chaudières à bouilleurs et à réchauffeurs (3 bouilleurs et 4 réchauffeurs en Alsace), mais le prix de ces chaudières et de leurs fourneaux est très élevé et le grand développement des carneaux donne lieu à des pertes de charge dues au frottement des gaz et exige des cheminées très hautes.

3e classe. — Chaudière à foyer intérieur.

Généralités. — Dans ces chaudières, le foyer est placé dans une enveloppe métallique plongée au milieu même du liquide.

On construit des chaudières à 1 ou à 2 foyers intérieurs.

On peut ajouter aux chaudières à foyer intérieur des bouilleurs-réchauffeurs, comme aux chaudières à foyer extérieur.

Il ne doit pas y avoir de ligne de rivures exposées au coup de feu. Les tôles du coup de feu doivent être en très bonne qualité.

Il doit y avoir toujours une certaine quantité d'eau au-dessus du ciel du foyer.

Les rivures doivent être mattées et chanfreinées avec soin ; les rivures du corps extérieur peuvent être à une ou à deux clouures ; dans ce dernier cas, les rivets sont disposés en quinconce. Les rivures longitudinales doivent être croisées et il ne doit pas y avoir de rivures longitudinales rapprochées des génératrices supérieures et inférieures.

Poids des chaudières à foyer intérieur. — Les chaudières à un foyer intérieur pèsent 220 kilogr. par mètre carré de surface de chauffe. Celles à deux foyers pèsent 250 kilogr. par mètre carré de surface de chauffe.

Presque toutes les chaudières à foyer intérieur sont mixtes, étant généralement enveloppées dans des fourneaux ; les flammes viennent alors longer l'enveloppe de la chaudière jusqu'aux deux tiers environ.

Notions sur les chaudières du Cornwall ou chaudières à foyer intérieur. — Le type le plus ancien de chaudière à foyer intérieur paraît être celui du Cornwall. Il comporte un corps cylindrique monté dans un fourneau en maçonnerie et reposant sur des supports en fonte. A l'intérieur sont placés deux gros tubes cylindriques renfermant chacun une grille. Les gaz de la combustion circulent à l'intérieur des tubes, puis à l'extérieur du corps de la chaudière et se rendent à la cheminée.

La surface de chauffe comprend celles des tubes-bouilleurs et la moitié au moins de celle du corps de la chaudière.

Le rapport de la surface de chauffe à celle de la grille est égal à 8 dixièmes.

Observations sur les chaudières à deux foyers. — Dans la conduite des chaudières à deux foyers intérieurs, il ne faut pas faire comme certains chauffeurs, qui laissent le registre ouvert complètement pendant qu'ils nettoient leurs feux. Cette habitude est très mauvaise et très nuisible à l'étanchéité des rivures des chaudières à deux foyers, parce que l'un des deux tubes est fortement chauffé pendant que l'autre est parcouru par un violent courant d'air froid. Il se produit alors des inégalités de dilatation qui disloquent les rivures.

Dans les chaudières de ce type, le diamètre des foyers doit être au maximum de 900 millimètres.

On construit beaucoup de chaudières de ce système à un seul foyer intérieur.

Les premières viroles du coup de feu sont quelquefois à bords rabattus avec rivets à l'intérieur, de manière à ce que la rivure soit baignée par l'eau et non exposée à la flamme.

Chaudière Galoway. — La chaudière Galoway n'est qu'une variante de la chaudière Cornwall dans le ou les foyers de laquelle on a placé des tubes-tronconiques établis entre le dessous et le dessus des tubes bouilleurs intérieurs et disposés en quinconce.

L'addition de ces tubes qui font l'office de cuissards augmente beaucoup la surface de chauffe directe. Ces tubes servent, d'autre part, d'entretoises dans les tubes-foyers qui sont si sujets aux déformations. Ils facilitent la circulation de l'eau ainsi que le dégagement de la vapeur.

La disposition de ces tubes en quinconce fait tourbillonner les gaz et opère leur mélange plus parfait : il en résulte une combustion plus complète et par suite une meilleure utilisation du combustible.

MM. Bonnet, Spazin et Cie, ingénieurs à Lyon, ont le monopole de la construction de ces générateurs de vapeur qu'ils ont fournis en grande quantité aux teinturiers de la vallée de la Saône, en y ajoutant des réchauffeurs latéraux et de grands réservoirs de vapeur qui permettent d'augmenter la stabilité de ces chaudières et d'empêcher les incrustations de se former ailleurs que dans les réchauffeurs latéraux.

MM. Bonnet et Spazin sont outillés d'une façon toute spéciale pour la construction des chaudières à vapeur de tous les systèmes ; ils sont fournisseurs des chemins de fer et de la marine française.

4e classe. — Chaudières à circulation rapide.

Généralités. — Toutes les chaudières à circulation rapide reposent sur l'emploi de tubes dans lesquels on fait passer de l'eau.

Elles sont basées sur le principe de la division de l'eau en lamelles de manière à vaporiser vivement l'eau qui se renouvelle constamment en amenant une circulation rapide.

L'eau d'alimentation dans ces chaudières suit une marche inverse à celle des produits de la combustion.

Chaudières de bateau. — Les chaudières de bateau doivent présenter, comme les chaudières de locomotives et de locomobiles, une grande puissance de vaporisation, c'est-à-dire une grande surface de chauffe sur un volume aussi réduit que possible.

Certaines chaudières de bateau ont des foyers parallélipipédiques; les gaz de la combustion se rendent dans les boîtes à feu en même nombre que les foyers, puis reviennent à l'avant de la chaudière par des tubes de fumée où ils trouvent des boîtes de fumée débouchant dans la cheminée, où les courants gazeux, ayant des vitesses parallèles et de même sens, se réunissent pour s'échapper dans l'atmosphère.

Dans ces chaudières, le rapport de la surface des foyers à la surface de la grille est deux fois moindre que dans les locomotives.

CHAUDIÈRES VERTICALES A VAPORISATION RAPIDE.

Chaudières à tubes d'eau pendentifs (système Field). — La plus simple des chaudières verticales à vaporisation rapide est la chaudière Field qui est aussi la plus répandue.

Ce générateur de vapeur comporte un foyer enfermé dans une enveloppe cylindrique. Le ciel du foyer est constitué par une plaque tubulaire; sur cette plaque sont fixés des tubes verticaux fermés à leur extrémité inférieure; ils sont disposés en quinconces et suivant des circonférences concentriques.

Dans chacun d'eux plonge un second tube muni à la partie supérieure d'une sorte d'entonnoir par lequel ce second tube repose sur le premier.

La paroi extérieure des tubes étant en contact avec les gaz de la combustion, c'est contre cette paroi que se produit la vaporisation de l'eau ; la vapeur monte donc par l'espace annulaire compris entre le tube extérieur et le tube intérieur; l'eau descend, au contraire, par l'intérieur des tubes intérieurs en pénétrant par les entonnoirs. Il s'établit ainsi, à l'intérieur des tubes, une circulation extrêmement rapide qui active la production de la chaleur et la production de la vapeur, en même temps qu'elle s'oppose à la formation des dépôts solides à l'intérieur des tubes.

Nous avons eu l'occasion de placer de la grenaille de plomb à la partie inférieure des tubes pendentifs, cette grenaille était entraînée par la circulation.

Générateurs à vaporisation instantanée (système Serpollet). — Le générateur Serpollet se distingue des générateurs ordinaires usités dans l'industrie par un grand nombre de particularités, dont la principale est la suppression du volume d'eau et de vapeur.

Il a pour trait caractéristique, la formation immédiate de la vapeur, au moment même des besoins, pour arriver, cylindrée par cylindrée, à la pression et à la quantité nécessaires ; par cela même, suppression radicale de tous les dangers d'explosion. Mais si ces générateurs conviennent parfaitement pour le cas d'une machine à vapeur bien réglée, à dépense uniforme, il ne saurait convenir, il est certain, pour le chauffage en général et toutes les fois que l'on demande d'une façon irrégulière des grandes quantités de vapeur.

La réserve de vapeur accumulée dans les chaudières est ici remplacée par une réserve de calories emmagasinées dans le métal dont est formé le générateur.

Cette masse métallique est augmentée à dessein :

1° *Dans le but d'accroître la capacité de cette réserve et d'obtenir une grande élasticité de production ;*

2° *Pour donner aux éléments vaporisateurs une résistance pour ainsi dire indéfinie ;*

3° *Enfin, pour mettre ces éléments vaporisateurs à l'abri de la température destructive qu'ils pourraient atteindre pendant les arrêts, si une cause quelconque empêchait d'agir les moyens imaginés pour parer à cet inconvénient.*

Afin de vaincre les difficultés que leur créait l'état sphéroïdal, MM. Serpollet imaginèrent d'écraser le globule et de l'empêcher de prendre la forme sphéroïdale de la caléfaction qui commence à se produire à 443° en introduisant l'eau dans un espace infinitésimal.

Voici en quoi consiste en principe le générateur Serpollet :

Il est formé de tubes en cuivre laminé, qui ont 2 mètres de long sur 9 centimètres de large.

La largeur du vide capillaire est de 42 mètres. La surface interne ou mouillée de chaque tube est de 16 décimètres carrés, son poids est de 33 kilogr. pour la force d'un cheval. Ces appareils sont éprouvés à 100 kilogr. et timbrés à 94 kilogr.

On dispose le tube en spirale afin de le loger aisément dans un foyer, on introduit l'eau par un côté, celui qui est le plus chauffé ; on la recueille en vapeur à l'autre extrémité.

Pour obtenir des forces supérieures à un cheval, on groupe un nombre suffisant d'éléments les uns au-dessus des autres et on les relie en tension par des tubulures. L'alimentation se fait par une injection unique à la partie la plus chauffée du tube et la plus rapprochée du feu. Ce mode d'alimentation a pour but de déterminer une chute de température considérable, d'où résulte une excellente utilisation de la chaleur, l'absorption de celle-ci par les corps étant en raison directe de cette chute. Un autre résultat de cette disposition est aussi la conservation des éléments ; en effet, ceux qui sont le plus exposés à l'action du feu sont précisément ceux qui reçoivent toute la quantité d'eau qui doit être vaporisée par les autres.

Pour éviter les coups de feu pendant les arrêts, on a disposé à l'arrière du foyer un orifice communiquant avec la cheminée par un conduit spécial.

L'arrêt de la production se fait par la suppression de l'alimentation. Cet arrêt s'opère par la fermeture d'un robinet, dont la clé est reliée à la tige du registre qui dirige les gaz, soit par leur conduit naturel, ce qui est la position de marche, soit par le faux conduit, ce qui est la position d'arrêt.

Un générateur fournit la vapeur à un moteur, lorsque celui-ci accomplit un travail minimum, les calories du foyer s'emmagasinent dans le métal du générateur, où elles sont puisées ensuite pour vaincre les efforts maxima qui pourront être opposés au moteur. La mise en route se fait par une injection d'eau dans le générateur au moyen d'une pompe à main; l'alimentation continue ensuite par une pompe automatique. L'arrêt se fait par la suppression de l'alimentation.

M. Serpollet vient d'entreprendre un voyage de Paris à Lyon avec une voiture à vapeur. La voiture ne trahit son passage par aucun indice : ni bruit, ni fumée, ni vapeur apparente. M. Serpollet a passé un traité avec les ateliers de la Buire, à Lyon, dont M. Seguin, directeur, de la grande famille des Seguin-Montgolfier, qui a l'honneur de réunir deux noms d'inventeurs illustres, a été séduit par le côté original et pratique du générateur à vaporisation rapide et a pris le monopole de la construction des chaudières à vapeur de ce système, qui doivent rendre des services dans la traction mécanique automotrice sur routes et dans la navigation.

Réchauffeurs tubulaires d'alimentation. — Les réchauffeurs d'alimentation sont placés ordinairement dans le dernier parcours des gaz de la combustion, avant leur entrée dans la cheminée. L'eau contenue dans ces réchauffeurs s'échauffe ainsi avant son entrée dans la chaudière.

Les réchauffeurs de tous systèmes rendent de précieux services ; car il est d'un grand intérêt de n'introduire au générateur que de l'eau préalablement échauffée, au moyen des chaleurs perdues des gaz de la combustion.

L'économie ainsi réalisée, en échauffant l'eau de t° à T°, la température correspondant à la pression de la chaudière étant θ, est

$$(R)\ \frac{T - t}{606{,}5 + 0{,}305\ (\theta - t)}$$

Pour une pression de 6 kilogr., l'eau étant prise à 10° et étant introduite dans le générateur à 90°, ce rapport R est égal à 0.124.

Détermination de la surface de chauffe d'un générateur de vapeur. — La surface de chauffe se détermine d'après des données empiriques qui ne sont que des valeurs moyennes. Pour la plupart des générateurs fixes, on peut admettre que la production moyenne de vapeur est de 15 à 20 kilogr. par mètre carré de surface de chauffe à feu mené d'une façon modérée. (La production atteint 40 à 50 kilogr. pour les générateurs à tirage forcé : comme les chaudières de locomotives.)

Le chiffre de vaporisation des chaudières varie de 5 à 9 kilogr. par kilogramme de houille brûlée.

La combustion, par mètre carré de grille et par heure, est en *moyenne* pour la houille de 70 kilogr.

Soit S_1 la surface de cette grille,

S la surface de chauffe,

V la vaporisation = 15 kilogr.,

et une vaporisation moyenne de 7 kilogr. par kilogr. de houille brûlée :

$$S_1 = \frac{15 \times S}{7 \times 70} = \frac{15 \times S}{490}$$

On prend généralement $S_1 = 0{,}030$ S.

Suivant le système de machine employé, la quantité Q de vapeur nécessaire varie.

Pour une machine Corliss ou Sulzer, le poids de vapeur nécessaire par heure et par cheval-vapeur effectif est de 11 kilogr. et la surface de chauffe par cheval effectif est de $0^{m^2},80$, tandis qu'elle est de plus de 3 mètres carrés pour une machine à pleine pression; alors le poids de vapeur nécessaire par heure et par cheval effectif est de 30 kilogr.

2° APPAREILS DE SURETÉ.

Du manomètre. — Le manomètre indique à chaque instant la tension exacte de la vapeur dans la chaudière et les variations de cette tension. Cet instrument est le véritable guide du chauffeur dans la conduite du feu.

Il consiste en un tube mince en laiton, à section elliptique, tordu ou contourné en hélice ou spirale ou en S, dont la forme se modifie par l'effort de pression qu'exerce la vapeur introduite dans son intérieur. L'une des extrémités de ce tube est ouverte ; elle doit être mise en communication avec la vapeur dont on veut mesurer la tension ; l'autre extrémité du tube est fermée, elle est libre de se mouvoir ; dans son mouvement, elle entraîne une aiguille qui est attachée et qui marche sur un cadran convenablement gradué pour indiquer la tension de la vapeur. — On gradue l'instrument par comparaison avec un manomètre à air libre.

Le tuyau qui conduit la vapeur au manomètre doit être adapté au réservoir de vapeur de la chaudière. Ce tuyau est muni d'un robinet et d'un ajutage permettant de recevoir le manomètre vérificateur. On ferme quelquefois le robinet quand la chaudière n'est pas en feu, quoique cela soit inutile.

Le chauffeur doit se garder d'ouvrir brusquement ce robinet quand la chaudière est en activité, parce que le ressort du manomètre se détendant trop brusquement pourrait être faussé.

Vérification du manomètre. — On doit vérifier souvent les indications d'un manomètre en les comparant à celles d'un autre manomètre reconnu comme exact. — Cette vérification est rendue nécessaire parce que, sous l'influence de pressions différentes, le métal perd de son élasticité.

Soupapes de sûreté. — Les soupapes de sûreté sont un accessoire indispensable à toute chaudière à vapeur.

Chaque soupape de sûreté peut être chargée par un poids unique qui agit ordinairement par l'intermédiaire d'un levier.

Un chauffeur qui se permettrait de surcharger une soupape par une augmentation soit du poids, soit de la longueur du bras du levier, ou de la caler pour en arrêter le jeu, mettrait la chaudière en danger d'explosion.

Lorsque les soupapes ne sont pas bien ajustées, il arrive souvent que, après s'être soulevées, elles ne se referment pas complètement et laissent perdre de la vapeur sous une pression inférieure à celle qui correspond à leur charge; il faut alors faire roder la soupape. C'est là un des vices de construction les plus graves des soupapes de sûreté; il consiste en ce que la surface annulaire de contact entre le disque mobile de la soupape et le dessus du collet ou de la tubulure fermée par ce disque a une étendue beaucoup trop grande, comparativement à la surface circulaire exposée à l'action directe de la vapeur. On comprend alors que les deux surfaces qui devraient se toucher ne s'appliquent pas exactement l'une sur l'autre. — Plusieurs constructeurs construisent des soupapes où ce défaut est évité.

Chaque chaudière est munie de deux soupapes de sûreté.

Le règlement de 1843 déterminait ainsi qu'il suit le *diamètre des soupapes :*

$$D = 2,6 \sqrt{\frac{S}{M + 0,588}}$$

D diamètre,

S surface de chauffe en mètres carrés,

M la pression totale de la chaudière en kilogrammes.

Pour le calcul du contrepoids des soupapes de sûreté, on emploie la formule :

$$P = \frac{[T (p_s + p_e)] \, l}{l'}$$

P étant le poids du contrepoids cherché,

T la charge totale sur la soupape,

p_s le poids du clapet de la soupape,

p_e la pression que le levier exerce sur la soupape,

l le petit bras de levier,

l' le grand bras de levier.

Appareils alimentaires et tubes indicateurs de niveau d'eau. — Il est important que le niveau de l'eau soit maintenu dans la chaudière à une hauteur à peu près constante et toujours supérieure aux conduits du carneau de la flamme et de la fumée.

Le chauffeur doit donc examiner très fréquemment

les appareils qui accusent le niveau de l'eau dans l'intérieur de la chaudière et régler, d'après leurs indications, la quantité d'eau alimentaire.

Les appareils indicateurs du niveau de l'eau sont :

1° Le tube en verre (réglementaire) ;

2° Des robinets purgeurs convenablement placés ;

3° Le flotteur ;

4° Les indicateurs magnétiques, etc.

Le chauffeur tiendra les conduits du tube indicateur en verre libres d'obstruction et le tube lui-même bien net.

Le chauffeur fera souvent jouer les robinets indicateurs étagés quand il en sera fait usage.

Le chauffeur vérifiera fréquemment la mobilité et le bon état du flotteur, quand la chaudière sera pourvue de cet appareil.

L'alimentation est entretenue au moyen de pompes mues par la machine à vapeur ou de retour d'eau ou appareils alimentaires à jeu de vapeur. Quand l'alimentation est faite par une pompe mue par la machine, elle peut être continue ou intermittente. Si elle est continue, et il serait à désirer qu'elle le fût toujours, la pompe ne doit pas moins fournir d'eau qu'il n'en faut pour remplacer celle qui est dépensée en vapeur par coup de piston de la machine.

Lorsque l'alimentation est intermittente, le chauffeur doit avoir soin de faire jouer l'appareil avant que l'eau ne soit descendue jusqu'au niveau indiqué par la ligne d'eau.

Un dérangement qui serait survenu dans l'appareil

alimentaire se manifestera aux yeux d'un chauffeur attentif, avant qu'il ait pu donner lieu à un accident. Ce dérangement reconnu, le chauffeur doit remettre l'appareil en ordre, en arrêtant, au besoin, le jeu de la machine. En agissant autrement, il mettrait la chaudière en danger.

Si, malgré toutes les précautions indiquées ci-dessus, le chauffeur, trompé par des appareils indicateurs qui seraient défectueux à son insu, venait à reconnaître que l'eau est descendue accidentellement dans la chaudière au-dessous du niveau supérieur des carneaux, il devrait fermer le registre de la cheminée, ouvrir les portes du foyer, afin de ralentir l'activité de la combustion et faire tomber les feux. Il se garderait de soulever les soupapes de sûreté.

3° MESURES DE PRÉCAUTION HABITUELLES A OBSERVER DANS L'EMPLOI DES CHAUDIÈRES A VAPEUR.

Observations générales. — L'emploi des chaudières à vapeur exige une surveillance exacte de la part des propriétaires de ces appareils, des précautions constantes et une attention soutenue de la part des ouvriers chauffeurs.

Du foyer et de la conduite du feu. — Le feu doit être conduit d'une façon égale, afin d'éviter une augmentation de chaleur trop brusque ou un refroidissement trop rapide.

La mise en feu ne doit pas être poussée avec trop de vivacité.

Pour le chargement du combustible sur la grille, il faut placer le combustible sur l'avant de la grille en repoussant préalablement sur la seconde moitié d'arrière les charbons incandescents du chargement précédent.

Les produits de la combustion du combustible du dernier chargement se brûlent complètement en passant sur l'arrière de la grille toujours bien décrassée.

Si la chaudière, par suite de l'interruption momentanée du travail ou de toute autre cause, doit cesser de fournir de la vapeur, le chauffeur fermera d'abord le registre de la cheminée et ouvrira immédiatement après les portes du foyer.

Si l'interruption se prolonge, il devra en outre retirer

le combustible de dessus la grille. Un chauffeur qui, dans ces circonstances, calerait ou surchargerait les soupapes, pour les empêcher de s'ouvrir, exposerait la chaudière à une explosion, comme on en a eu plusieurs exemples.

Vers la fin de la journée, le chauffeur voyant approcher l'heure où le jeu de la machine doit être définitivement suspendu, diminuera d'avance les charges de combustible, de façon à maintenir seulement la vapeur au degré de tension strictement nécessaire et à atteindre la fin de la journée avec une petite quantité de combustible sur la grille. Au moment de la suspension du travail, il couvrira les derniers restes de combustible avec les cendres, fermera ensuite le registre de la cheminée et les portes du foyer et ne quittera la chaudière qu'après s'être assuré que la pression de la vapeur accusée par le manomètre continue de diminuer. S'il restait par hasard, au moment de la suspension de travail, beaucoup de combustible sur la grille, le chauffeur devrait en retirer la plus grande partie, avec les précautions indiquées pour le cas d'une suspension accidentelle prolongée.

Lors de la *mise en feu,* le chauffeur commencera par ouvrir le registre de la cheminée, ensuite les portes du foyer, tisera, découvrira le feu et chargera le combustible frais sur la grille.

De la chaudière. — On doit éviter avec le plus grand soin :

1° De pousser la combustion avec une activité extrême ;

2° D'alimenter avec des eaux contenant des substances capables d'attaquer le métal de la chaudière ;

3° De laisser s'accumuler les dépôts terreux, ou se former des dépôts incrustants ou tartres adhérents aux parois de la chaudière.

Les constructeurs donnent à la grille et à la surface de chauffe d'une chaudière des dimensions en rapport avec la quantité d'eau qui doit être réduite en vapeur par heure.

Quand l'appareil est une fois monté, on cherche quelquefois à augmenter la production de vapeur en poussant la combustion avec une extrême activité. Les résultats de cette pratique sont toujours une consommation de combustible en disproportion avec la quantité d'eau vaporisée et l'usure rapide des parois de la chaudière exposées directement à l'action du feu.

Cette usure se manifeste par des écailles d'oxyde de fer ou rouille qui se détachent de la partie externe des parois, et, finalement, par des gonflements de la tôle. On dit alors que la chaudière a un *coup de feu.* La solidité d'une chaudière ainsi détériorée est de beaucoup diminuée ; elle doit être, par conséquent, réparée sans retard ou du moins visitée avec beaucoup de soin, pour qu'on puisse reconnaître la gravité du mal.

Nettoyage de la chaudière. — Les eaux même les plus pures déposent, en passant à l'état de vapeur, des sédiments terreux qu'il ne faut jamais laisser s'accumuler dans la chaudière. Ces sédiments, surtout lorsque les eaux contiennent des sels calcaires, se prennent ordinairement en masses dures ou pierreuses, qui se fixent sur les parois des chaudières et y adhèrent si fortement qu'on ne peut les en détacher qu'à coup de ciseau et de marteau; ils s'attachent principalement aux parties des parois qui sont exposées directement à l'action de la flamme; ils rendent plus difficile et plus lente la transmission de la chaleur du foyer à l'eau contenue dans la chaudière et occasionnent un accroissement de dépense de combustible, en même temps que l'usure rapide de la chaudière dans la partie exposée à l'action de la flamme. Les effets des dépôts incrustants sont ainsi les mêmes que ceux d'une combustion poussée avec trop d'activité.

L'ouvrier qui nettoie la chaudière aura soin de n'y laisser, après le nettoyage, aucun corps solide, tels que outils, chiffons, éponges, etc. L'expérience a en effet démontré que ces corps, en se fixant sur un point des parois, pourraient y déterminer l'accumulation des dépôts et donner lieu ainsi à la destruction de la chaudière.

Le tuyau qui amène les eaux alimentaires ne doit pas déboucher près des points de la chaudière qui sont exposés à l'action directe du feu, surtout quand les chaudières ont une grande épaisseur.

Fuite de vapeur. — Lorsque le chauffeur s'aperçoit d'une *fuite* entre les bords d'un plateau de fermeture et les collets sur lesquels il est appuyé, il ne doit pas essayer d'y pourvoir pendant le travail; en serrant les écrous, il courrait le risque d'occasionner la rupture du plateau et, si elle arrivait, l'ouvrier serait tué par les éclats ou brûlé par l'eau et la vapeur.

Remarque générale. — Le chauffeur doit déclarer au propriétaire les moindres déchirures ou avaries qu'il remarque, et le propriétaire doit faire faire, sans délai, la réparation nécessaire.

Du local de la chaudière. — Le chauffeur doit maintenir le local de la chaudière libre d'objets encombrants qui gêneraient le service et pourraient aggraver les suites d'une explosion.

La chaudière, si elle est enveloppée sur le dôme, ne doit être revêtue que de matériaux légers et autant que possible incohérents, tels que des cendres, de la terre tamisée ou des briques légères.

Le propriétaire et le chauffeur doivent veiller à ce que le local soit tenu fermé pendant les heures où le travail est suspendu et à ce qu'il ne serve pas de passage et encore moins d'atelier aux ouvriers, pendant les heures de travail.

Des visites extérieures. — Les visites extérieures doivent être faites souvent à l'improviste par les propriétaires des appareils. Ils doivent vérifier alors l'état et l'entretien des appareils de sûreté, ainsi que l'état et l'entretien des parties visibles de la chaudière, notamment en ce qui concerne les fuites. Ils doivent surveiller la tenue et le travail des chauffeurs.

Des visites intérieures. — Les visites intérieures des générateurs de vapeur, c'est-à-dire l'inspection minutieuse des tôles, des clouures, des assemblages à l'extérieur et à l'intérieur, sont le seul moyen de prévenir les explosions.

4° INCRUSTATIONS. — CORROSIONS. EXPLOSIONS DES CHAUDIÈRES A VAPEUR.

> L'eau de la terre contient en dissolution les parcelles des terrains solubles qu'elle traverse et en général tout ce qui est soluble.
>
> TYNDALL.

Lavoisier a démontré que l'eau n'est pas un élément et est formée d'hydrogène et d'oxygène, unis dans la proportion de deux volumes du premier corps et d'un volume du second qui se condensent pour former deux volumes de vapeur d'eau. En poids, l'eau est formée de huit parties d'oxygène et d'une partie d'hydrogène.

Mais en dehors des deux gaz, l'hydrogène et l'oxygène formant l'eau *chimiquement pure,* l'eau de la nature dissout les roches qui se rencontrent sur son passage, les gaz de l'air : l'azote, l'acide carbonique, etc. Les eaux, en général, renferment des carbonates de chaux, du sulfate de chaux et, en un mot, tout ce qui est soluble sur la terre.

Les bicarbonates de chaux se reconnaissent à l'aide de quelques gouttes d'une teinture alcoolique jaune de bois de campêche qui se colore en rouge violacé.

Les sulfates se reconnaissent en versant quelques gouttes d'azotate de baryte qui donne un précipité blanc de sulfate de baryte.

Les matières organiques se reconnaissent lorsque, dans l'eau portée à l'ébullition, où l'on verse du chlorure d'or, on voit une coloration brune.

Il est peu de corps dont les usages soient aussi nombreux que ceux de l'eau, et ces usages innombrables se multiplient à mesure que l'intelligence se développe et commande à cet agent de nouveaux rôles ; nous examinerons, dans cet ouvrage, l'emploi de l'eau pour l'alimentation des générateurs de vapeur.

Sauf l'eau de pluie qui ne contient que les gaz de l'atmosphère en dissolution, les eaux de la nature tiennent, comme nous l'avons déjà dit, des corps minéraux en dissolution ou en suspension. De sorte que l'eau employée dans l'alimentation des chaudières laisse sur les parois métalliques du générateur les matières étrangères qu'elle contient. Ces dépôts se nomment *incrustations*.

Incrustations.

Rien de plus variable que la forme des incrustations ; les unes sont concrétionnées comme des stalagmites, d'autres sont feuilletées sans apparence de cristallisation ; quelques-unes sont adhérentes, d'autres sont pulvérulentes.

Si vous armez votre œil d'une loupe, un agrégat d'incrustation vous offrira l'image d'un monde aux aspects les plus variés. Les incrustations peuvent se compter par centaines d'espèces qui doivent se rattacher à différents types ou modes de cristallisation des minéraux qui leur ont donné naissance.

Les dépôts adhérents des incrustations sont une cause permanente de destruction et sont bien plus dangereux que les dépôts pulvérulents, car l'armure résistante et dure formée par les premiers empêche la chaleur de se propager du foyer au liquide intérieur, isole le métal constituant le générateur de vapeur qui peut être porté au rouge sans que l'eau emprisonnée dans la carapace dure des incrustations soit en ébullition. Si le dépôt calcaire vient à se briser, alors le liquide en contact avec la paroi métallique chauffée au rouge entre violemment en ébullition et se transforme en vapeur à l'état sphéroïdal. Des torrents de vapeur sont alors dégagés dans un espace devenu trop étroit et développent brusquement une force expansive énorme à laquelle le générateur de vapeur ne résiste pas le plus souvent.

On voit donc qu'à part les chances d'explosion, la puissance vaporisatrice d'une chaudière décroît à mesure qu'augmente l'épaisseur des sédiments. La plus mince couche de tartre suffit pour diminuer de 10 à 15 p. 100 la puissance vaporisatrice des surfaces métalliques.

Généralement, les dépôts s'accumulent dans tous les angles; une parcelle oubliée dans un nettoyage peut devenir le centre de formation d'un conglomérat.

Les matières étrangères existent dans l'eau: 1° en suspension; 2° en dissolution.

1° Matières en suspension. — Pour les éliminer, il suffit de filtrer l'eau ou de la laisser reposer dans les réservoirs.

2° **Matières en dissolution.** — Ces matières sont plus difficiles à éliminer.

Les sels en dissolution dans l'eau qui entrent pour la plus grande part dans les incrustations sont, comme nous l'avons déjà dit, le *carbonate* et le *sulfate de chaux.*

Carbonate de chaux. — Le carbonate de chaux est presque insoluble dans l'eau ; on ne le rencontre dans les dépôts que parce que l'eau renferme du bicarbonate de chaux qui est dix fois plus soluble. Par l'action de la chaleur, le bicarbonate de chaux, qui est peu stable, est décomposé ; un équivalent d'acide carbonique se dégage et il reste le carbonate neutre de chaux qui est sensiblement insoluble et se précipite. Le carbonate neutre de chaux est presque complètement insoluble entre 140 et 150 degrés ; à la température ordinaire, un mètre cube d'eau ne peut dissoudre, en moyenne, que 50 grammes de ce sel, soit $\frac{1}{20,000}$, ce qui est négligeable. Cette précipitation du carbonate de chaux a lieu même à l'air, à la température ambiante, lorsque la proportion de bicarbonate de chaux dissous est importante, comme cela a lieu pour certaines eaux de source, dites *pétrifiantes.*

Sulfate de chaux. — Les sulfates de chaux sont plus dangereux que les carbonates ; ils donnent presque toujours lieu à des dépôts cristallins fibreux adhérents au métal, tandis que les dépôts carbonatés sont souvent amorphes et pulvérulents.

Les eaux *séléniteuses,* c'est-à-dire les eaux contenant du sulfate de chaux en dissolution ont, d'après Regnault, leur maximum de saturation, à la température de 35 degrés centigrades; elles en renferment $2^k,540$ au mètre cube, soit un peu plus de $\frac{1}{400}$ ou 50 fois plus que du carbonate de chaux. Ce sont les *eaux les plus mauvaises* au point de vue de leur emploi dans les générateurs.

Sels alcalins. — Les sels alcalins sont très solubles dans l'eau et n'entrent qu'en très petite proportion dans les incrustations formées.

Eaux acides. — Elles exercent sur les parois métalliques des chaudières une action trop facile à comprendre. Il faut donc rejeter absolument ces eaux pour l'alimentation des chaudières.

Eaux grasses. — Les points de la paroi métallique où la matière grasse adhère transmettent mal la chaleur et se surchauffent, le liquide se boursoufle et donne lieu à des soubresauts énergiques. Si l'eau d'alimentation contient un sel de chaux, on observe des effets encore plus énergiques, car il se forme un savon à base de chaux qui adhère aux parois et diminue la capacité vaporisatrice dans une proportion extraordinaire, l'oléate de chaux formé peut même provoquer des explosions en isolant la tôle. Il faut se servir, pour le graissage des machines, d'huile minérale et non d'huile végétale qui donne lieu à ces concrétions dures que nous venons d'indiquer.

Eau de mer. — L'eau de mer contient, outre du sulfate et du carbonate de chaux, des sels de magnésie et des chlorures alcalins (le chlorure de sodium y domine surtout).

PROCÉDÉS POUR REMÉDIER A LA MAUVAISE QUALITÉ DE L'EAU.

Procédé de l'extraction. — Avant de devenir adhérents aux parois de la chaudière, les dépôts de carbonate et de sulfate de chaux restent en suspension dans l'eau. Le procédé de l'extraction consiste à retirer de la chaudière de temps en temps une certaine quantité d'eau parvenue à son point de saturation et à la remplacer par de l'eau nouvelle.

Ce système était employé pour les machines marines et a été remplacé par l'emploi du *condenseur par surface.*

Ce mode d'extraction constituait une perte de chaleur trop grande.

Procédés industriels. — Avant d'appliquer un procédé pour débarrasser l'eau des corps étrangers qu'elle contient, il faut d'abord connaître la nature et la composition de l'eau qu'on emploie.

Parmi les procédés industriels, on peut citer :

1° Les désincrustants; 2° l'épuration préalable de l'eau d'alimentation.

1° Désincrustants. — Aucun des désincrustants ne constitue un remède général. Quand on s'est assuré de la nature de l'eau que l'on a à sa disposition, on choisit le désincrustant qui lui convient.

Les désincrustants composés de *tanin* (écorce de chêne ou de bouleau, cachou, tannée fraîche) conviennent pour les eaux chargées de carbonate de chaux.

Les désincrustants formés de *soude caustique* conviennent pour prévenir les dépôts formés par les eaux chargées de sulfate de chaux; mais il est nécessaire aussi de savoir exactement la quantité de désincrustant qu'il convient d'introduire dans le réservoir d'alimentation pour la quantité d'eau à traiter.

Plusieurs tartrifuges sont dangereux par leur action corrosive sur les tôles.

2° **Épuration préalable de l'eau d'alimentation.** — Tous les procédés d'épuration, aussi bien que le mode d'emploi des désincrustants, sont basés sur des réactions chimiques.

Les eaux très chargées de *bicarbonate de chaux* sont traitées, dans de grands réservoirs, par un *lait de chaux;* la chaux ajoutée sature l'excès d'acide carbonique et décompose le bicarbonate de chaux en dissolution. Il se forme du carbonate de chaux dont la presque totalité se précipite et qui donne à l'eau une teinte d'un bleu verdâtre sous une grande épaisseur. Avant de l'envoyer à la chaudière, on fait passer l'eau dans un filtre qui retient le sel précipité.

Lorsque les eaux sont chargées de *bicarbonate de chaux* et de *sulfate de chaux,* ce qui arrive fréquemment, il faut alors recourir au *carbonate de soude*. Il se produit un échange d'acide entre les bases des deux sels : l'eau retient en dissolution du sulfate de soude et il se forme du carbonate de chaux que l'on retient par des filtres, comme nous venons de le dire. D'après ce qui précède, nous voyons que le carbonate de soude donne lieu à la présence d'un sel de soude : le sulfate, qui présente un grave inconvénient. Comme la vapeur entraîne toujours une certaine proportion d'eau, le sulfate de soude contenu dans cette eau attaque les robinets et tuyaux en cuivre et les pièces de bronze.

Pour faire l'opération d'une façon plus méthodique, on décompose d'abord le bicarbonate de chaux par le lait de chaux, puis on traite l'eau filtrée qui ne contient plus que du sulfate de chaux par du carbonate de soude en proportion convenable.

Ce procédé, qui donne d'excellents résultats dans l'épuration des alimentations des chemins de fer avec l'appareil perfectionné de M. Gaillet, de Lille, n'a qu'un inconvénient, c'est d'être trop coûteux. Il faut compter sur un prix de *huit* centimes par mètre cube d'eau épurée, mais il est tout à fait pratique dans les usines où on fait du chauffage par barbotage, telles que les distilleries, par exemple, où la vapeur, après avoir servi, peut être recueillie condensée ; cette eau retourne aux chaudières et il suffit d'épurer l'eau qui sert à parer aux pertes de chaleur, quantité d'eau relativement faible.

Procédé de M. Bonnet. — Je cite pour mémoire un procédé original qui vient d'être préconisé par M. Bonnet. Cet ingénieur considère la chaudière à vapeur comme étant un appareil destiné à obtenir des cristaux de sulfate et de carbonate de chaux, en se rappelant ce mode de cristallisation qui consiste à suspendre au sein d'une dissolution de sel un bloc de ce même sel cristallisé ; ce bloc grossit par l'addition de particules salines prises à la dissolution.

De l'emploi de l'électricité pour désagréger les matières incrustantes. — Appareil de M. Testud de Beauregard. — Il y a déjà longtemps que l'on a placé pour la première fois des lingots de zinc dans les chaudières, afin d'employer le courant thermo-électrique qui se développait pendant la chauffe et qui empêchait tout dépôt adhérent de se former et maintenait les incrustations à l'état de suspension ou pulvérulent.

Ce phénomène a été rendu méthodique par M. Testud de Beauregard. Le réducteur électrique de M. Testud de Beauregard se compose essentiellement de tubes en cuivre rouge percés de trous. Ces tubes plongent dans l'eau de la chaudière. On place de la grenaille de zinc dans ces tubes qui sont mis en contact avec la tôle de la chaudière par des fils de cuivre rouge. Il se forme un courant thermo-électrique, sous l'influence de la chaleur, entre les deux métaux, cuivre et zinc, se constituant à un état électrique différent. Ce dégagement d'électricité empêche les matières incrustantes de se former en dépôt en les désagrégeant.

Méthode la plus sûre pour parer aux inconvénients des incrustations. — La méthode la meilleure pour parer aux inconvénients des incrustations consiste à choisir les chaudières les plus faciles à nettoyer.

Je le répète, les chaudières de locomotives présentent un grave inconvénient : elles ne sont pas faciles à nettoyer. Mais lorsqu'on doit installer une chaudière fixe, il faut se préoccuper de ce point de vue essentiel pour la bonne marche du générateur qui est, en somme, l'âme de l'usine.

EAU DE LA LOIRE.

Cette eau donne à l'hydrotimètre 10 degrés environ.

L'évaporation fournit $0^{gr},769$ de résidus.

La décoloration du permanganate de potasse par l'eau de la Loire est peu importante, ce qui prouve que cette eau renferme peu de matières organiques.

Les sels qu'elle renferme sont du chlorure de sodium et de magnésium et des traces de sulfate de chaux.

Cette eau convient donc parfaitement pour l'alimentation des chaudières à vapeur.

EAU DE LA SAÔNE.

Résidu sec par litre	$0^{gr},223$
Ce résidu sec est formé de :	
Bicarbonate de chaux	0 082
Chlorure de chaux et de magnésie	0 006
Matières organiques	0 075
Sulfate de chaux en petite quantité.	

Cette eau, traitée par le lait de chaux, convient pour l'alimentation des chaudières.

ENLÈVEMENT DES INCRUSTATIONS.
PIQUAGE DES CHAUDIÈRES.

En principe, on ne devrait pas donner le temps au dépôt de devenir dur et adhérent. On devrait enlever les sédiments à l'état boueux en lavant souvent le générateur et en le vidant sous une faible pression (1 kilogr.), tous les huit jours par exemple.

Outils pour le piquage. — Lorsque des incrustations dures et adhérentes se sont formées, il faut procéder au piquage de l'intérieur de la chaudière. Les outils pour le piquage devront être arrondis, car s'ils étaient à angles vifs, les ouvriers, en détachant les incrustations, entailleraient le métal. Il faut donc enlever le fil du marteau à nettoyer et arrondir en demi-cercle le tranchant de l'outil à piquer.

APPAREILS POUR APPRÉCIER LA QUANTITÉ DES SELS CALCAIRES CONTENUE DANS L'EAU.

Appareils hydrotimétriques. — Un appareil très simple, connu sous le nom d'*hydrotimètre,* permet d'apprécier en quelques minutes la quantité de sels calcaires que contient un volume d'eau déterminé.

Un de ces instruments, celui de MM. *Boutron* et *Boudet,* repose sur ces deux faits : 1° l'eau pure dans laquelle on fait dissoudre du savon devient mousseuse dès qu'on l'agite ; 2° si, au lieu d'être pure, l'eau contient un sel de chaux, le savon est décomposé et on a des manganates de chaux qui se précipitent sous forme de grumeaux.

Corrosions.

Les corrosions des chaudières sont de deux sortes : *intérieures* ou *extérieures*.

Corrosions intérieures. — Elles peuvent provenir de différentes causes, par exemple de la nature des eaux d'alimentation.

On attribue souvent avec raison certaines corrosions intérieures à l'action sur les tôles de l'air et de l'acide carbonique dissous dans l'eau d'alimentation. Il est donc utile d'empêcher ces gaz qui se dégagent, quand l'eau s'échauffe, de rester longtemps au contact de la tôle. Dans ce but, il est bon de donner aux réchauffeurs une inclinaison suffisante pour que l'air puisse se dégager par le tuyau qui met les réchauffeurs en communication avec la chaudière. Il est aussi convenable de mettre ce tuyau de dégagement au point le plus élevé du réchauffeur, afin d'éviter, comme nous l'avons déjà expliqué, la formation d'une couche gazeuse qui reste sur une certaine longueur en contact avec la partie supérieure du réchauffeur qu'elle corrode. Il est utile aussi de donner un gros diamètre, au moins huit centimètres, à ces tuyaux de communication qui sont sujets à s'entartrer et dont l'obstruction constituerait un gros inconvénient.

Les eaux acides amènent rapidement des corrosions

intérieures et ont donné lieu à des accidents nombreux et graves. Nous citerons l'exemple de la régie d'Aubin qui, après des accidents successifs dus à l'alimentation de ses chaudières par de l'eau présentant un certain degré d'acidité, fut obligée de prendre l'eau nécessaire à ses générateurs à plusieurs kilomètres de ses usines.

Corrosions extérieures. — Les corrosions extérieures ont toujours pour cause l'humidité. Cette humidité peut avoir des causes variées : par exemple lorsque, par suite d'un défaut dans une rivure, l'eau s'écoule goutte à goutte à l'extérieur, où s'il y a des fentes aux joints des piétements. L'eau ne corrode pas seulement les parties de la tôle qu'elle touche en s'échappant de la chaudière, mais maintenant la maçonnerie en état d'humidité, elle peut donner lieu à des corrosions de grande étendue. Les fuites aux tampons de vidange qui se trouvent à l'avant des chaudières à foyer intérieur fournissent un exemple de ce genre de corrosions par contact avec une maçonnerie humide. L'eau qui s'échappe, coule le long de la chaudière et vient mouiller le mur qui forme la façade d'avant sous la devanture ; la capillarité fait remonter cette eau sur une étendue de plusieurs centimètres, la première tôle, sous la chaudière, se corrode, et on est obligé alors de mettre des pièces d'une assez grande dimension. Ces pièces sont difficiles à river et perdent fréquemment, apportant ainsi avec elles une cause de rapide destruction.

Les fuites aux rivets ou aux rivures des enveloppes sont aussi très nuisibles à la conservation de la chaudière ;

elles donnent lieu à des corrosions, véritables rigoles qui peuvent avoir plusieurs centimètres de largeur, plus d'un centimètre de profondeur et d'une longueur qui peut aller à plus d'un mètre.

Dans certains cas, lorsque les chaudières sont placées trop bas par rapport au niveau de l'eau dans les cours d'eau voisins ou pour tout autre motif, les carneaux restent humides, les corrosions se produisent alors sur toute la surface de la tôle dans ces carneaux, mais principalement aux endroits où il y a contact entre la tôle et la maçonnerie.

Il peut aussi, lorsque la chaudière a une grande surface de chauffe et que le chauffage est méthodique, se produire sur les parties froides, notamment sur les réchauffeurs, une condensation de l'eau fortement acide qu'entraînent les produits de la combustion; dans ce cas, la corrosion de ces parties froides est très rapide.

Un grand nombre d'explosions de chaudières ont pour unique cause les corrosions dont on n'a pas constaté l'existence à temps.

Quand les corrosions ont été constatées, il importe d'en suivre le progrès attentivement afin d'éviter les accidents qui résulteraient d'un trop grand affaiblissement de la résistance de la chaudière.

Des explosions de chaudières.

Les effets des explosions sont souvent terribles. Souvent l'opinion publique est douloureusement émue par le récit d'accidents qui ont déterminé la mort d'un nombre considérable d'ouvriers, et l'on demande les moyens de prévenir le retour de pareils malheurs.

La seule étude des moyens de prévenir les explosions doit consister dans la recherche des causes qui les ont amenées.

Commission centrale des machines à vapeur. — En France, une commission composée d'ingénieurs, de constructeurs, de directeurs d'associations d'appareils à vapeur et qui a le nom de « Commission centrale des machines à vapeur », fait, pour chaque accident, une étude approfondie, et il est très rare qu'elle n'en découvre pas les motifs, quoique l'appréciation des causes des explosions soit souvent très délicate. En effet, par exemple, un chauffeur qui a chargé ses soupapes ne l'avouera jamais; souvent aussi les témoins qui pourraient donner des indications précises ont été les premières victimes. D'un autre côté, l'aspect des débris donne souvent des indications erronées, telle rupture de pièce pouvant être l'effet de la conséquence de l'explosion et non la cause de l'accident.

D'une façon générale, environ les trois quarts des explosions sont dues à des altérations de métal, l'autre quart provient du défaut de surveillance dans la conduite des chaudières.

Un même accident est dû quelquefois à plusieurs causes. Nous allons passer rapidement en revue les trois grandes causes d'explosion établies par la Commission centrale des machines à vapeur:

1° Conditions défectueuses d'établissement	Construction Disposition Installation ou Matières	défectueuses.
2° Conditions défectueuses d'entretien.	Usure, fatigue ou amincissement du métal. Corrosions extérieures ou intérieures. Réparations non faites. Réparations défectueuses. Congélation de l'eau pendant le chômage.	
3° Mauvais emploi des appareils . .	Manque d'eau suivi ou non d'alimentation intempestive. Excès de pression. Autres imprudences ou négligences.	

1° Conditions défectueuses d'établissement. — Dans les chaudières à surfaces planes, les explosions ont lieu par la rupture des entretoises destinées à consolider ces surfaces et qui étaient d'un diamètre insuffisant. Dans d'autres cas, les joints des tôles forment des lignes continues de moindre résistance.

Des bouilleurs intérieurs ne sont pas suffisamment consolidés pour résister à la pression de la vapeur qui tend à les comprimer et à les aplatir.

Souvent aussi des matériaux défectueux sont employés dans la construction des chaudières : métaux aigres, cassants, etc.

L'étude raisonnée des chaudières à vapeur est la seule chose à conseiller pour se prémunir contre ces dangers.

2° Conditions défectueuses d'entretien. — Les chaudières s'usent rapidement quand on les entretient mal, quand on emploie des eaux mauvaises, quand on ne prévient pas ou qu'on n'arrête pas les causes des corrosions.

Les réparations non faites ou défectueuses sont encore une des causes principales d'accidents.

Il faut s'assurer de la résistance de la chaudière par des essais à la presse hydraulique en ayant soin de faire, pendant que la chaudière est soumise à froid à la pression maximum de sa marche, une visite minutieuse des différentes parties de l'appareil et sonder le métal dans les parties qui paraissent suspectes.

3° *Mauvais emploi des appareils.* — L'eau doit occuper dans toutes les chaudières un niveau déterminé au-dessous duquel elle ne doit jamais s'abaisser. On conçoit, en effet, la gravité des faits qui se produisent dans une chaudière: si, le niveau de l'eau venant à s'abaisser, les surfaces métalliques sont, d'un côté, exposées à un feu ardent, sans être de l'autre refroidies par un contact continu avec l'eau, la résistance de ces surfaces peut être singulièrement diminuée, et à un point tel, qu'elles cèdent sous la pression et se déchirent dans un court intervalle de temps.

En supposant que l'altération produite par une trop grande élévation de température ne soit pas suffisante pour entraîner le ramollissement et la déchirure du métal, cette altération suffit pour amener l'oxydation partielle de la surface et une diminution notable dans l'épaisseur du métal. On dit alors que la chaudière a reçu un *coup de feu;* dès que l'on s'aperçoit de cet état, il faut enlever la partie oxydée et la remplacer par une partie saine.

L'abaissement du niveau de l'eau dans la chaudière est une cause fréquente d'explosions, parceque souvent le chauffeur, pour remédier à cette insuffisance d'eau, ouvre en grand les robinets d'alimentation, l'eau froide arrive sur les plaques métalliques chauffées au rouge et se vaporise dans des conditions tout à fait anormales (phénomènes de l'état sphéroïdal) et se développe sur une échelle énorme et la pression atteint rapidement une intensité qui dépasse la résistance de la chaudière.

La production d'une quantité de vapeur supérieure à la quantité dépensée ou dépensable peut déterminer ainsi une élévation de pression jusqu'à ce que celle-ci dépasse la limite de résistance offerte par la chaudière qui éclate alors infailliblement. Pour prévenir ces excès de pression, il faut avoir des soupapes bien réglées et fonctionnant bien. La surcharge des soupapes est un fait malheureusement trop fréquent, elle est quelquefois poussée à un tel point, que le jeu de la soupape est entièrement arrêté par une clavette ou par un clou chassé dans les guides du levier de la soupape. Cependant la surveillance des soupapes doit être la préoccupation de tout conducteur de chaudières à vapeur qui connaît ses devoirs et qui ne veut pas se priver de ce moyen de sécurité.

Les explosions, au moment de la mise en marche, le matin ou après une période de repos, ont généralement une cause simple, l'abaissement de l'eau pendant le repos. Il faut donc maintenir ce niveau à une hauteur suffisante pendant les heures de chômage.

En résumé, la *construction,* la *conduite* et l'*état d'en-*

tretien des chaudières doivent être l'objet de soins très attentifs. Il ne faut pas que le propriétaire d'appareils à vapeur se croie absolument garanti par l'épreuve à laquelle est soumise la chaudière avant son entrée en service, car tel générateur qui aura parfaitement résisté à l'épreuve se comportera très mal au feu s'il présente des dispositions vicieuses que l'épreuve préalable ne peut faire reconnaître. Un examen très attentif de la façon dont la chaudière est construite et installée doit être fait avant sa mise en service.

Depuis un certain nombre d'années il s'est constitué des associations de propriétaires d'appareils à vapeur dirigées par des ingénieurs compétents qui font de fréquentes tournées dans les usines. Ces associations rendent de grands services; elles seront parfaitement établies lorsqu'elles pourront, grâce à leur développement, devenir en même temps des sociétés d'assurances contre les accidents. En attendant, les propriétaires d'appareils à vapeur ne doivent pas hésiter à se procurer par une cotisation qui est relativement peu élevée (50 fr. au maximum par chaudière à vapeur) les bienfaits de ces associations, tout en s'assurant contre les explosions qui peuvent être le fait d'une imprudence, d'un manque de surveillance de la part de l'ouvrier chargé de la conduite de ces appareils.

5° DES ASSOCIATIONS DE PROPRIÉTAIRES D'APPAREILS A VAPEUR AU POINT DE VUE DE LA SÉCURITÉ DU TRAVAIL DANS L'INDUSTRIE.

Les associations des propriétaires d'appareils à vapeur, qui existent en France depuis 1867, après avoir fonctionné longtemps avec succès, ont reçu de l'État une sorte d'investiture officielle, d'abord par le décret du 30 avril 1880 au sujet des visites intérieures des chaudières, puis par la circulaire ministérielle du 23 août 1889 relative aux épreuves. En effet, suivant cette circulaire, les épreuves faites par les agents d'association sont valables au même titre que les épreuves officielles.

Ces associations, au nombre de dix en France, sont dirigées dans le meilleur esprit, aussi bien au point de vue technique qu'à celui des devoirs particuliers qu'elles s'imposent vis-à-vis des industriels. Les résultats obtenus le démontrent avec évidence ; car d'après une statistique relevée par M. Compère, il a été constaté que, de 1867 à 1887, il s'était produit en France 443 accidents d'explosion, dont 17 seulement ont frappé les chaudières comprises dans l'Association. Or, le nombre de ces chaudières dépasse 12,000. C'est donc 1,4 pour mille chaudières surveillées par les associations privées. D'autre part, le chiffre total des chaudières en France est de 100,000 en chiffre rond. Il reste donc 326 accidents pour 92,000 chaudières, soit 4,6 pour mille ou une proportion triple de celle qui correspond aux chaudières surveillées.

Nous ne pouvons donc que recommander aux propriétaires d'appareils à vapeur de confier la surveillance de ces appareils aux associations, dont les agents sont des collaborateurs éclairés des industriels.

En dehors de ce premier but : *prévenir les explosions de chaudières à vapeur,* les associations en ont un autre : *faire réaliser à leurs membres des économies dans la production et dans l'emploi de la vapeur.*

Sans trouver des inventions nouvelles, beaucoup d'industriels peuvent économiser le combustible en ayant des générateurs mieux installés, en prenant un chauffeur expérimenté, en se servant de la houille appropriée à leurs besoins, en employant un type de machine économique et en entretenant bien leur matériel : chaudières, machines à vapeur.

Les associations de propriétaires d'appareils à vapeur sont dirigées par des ingénieurs ayant une connaissance approfondie des défauts des chaudières, de l'emploi économique des combustibles, des questions si délicates du choix des moteurs.

Les directeurs des associations ont à leur disposition les remarques, les renseignements de centaines d'industriels et, par leur congrès annuel, ils appliquent leurs études à des milliers de chaudières et de moteurs; tandis que les propriétaires d'appareils à vapeur, très versés dans leur industrie, n'ont eu souvent ni le temps, ni les occasions de se livrer à ces études techniques, et, au milieu de leurs occupations, si nombreuses, ils ne peuvent se tenir au courant des progrès réalisés, des nouvelles machines et inventions ayant pour but l'économie du combustible, qui représente une partie très considérable des frais généraux.

Les associations des propriétaires d'appareils à vapeur ont fait leurs preuves ; elles rendent des services signalés à la sûreté publique. Notre devoir est de recommander ces associations aux chefs d'industrie.

Principe. — Les machines à vapeur sont des appareils dans lesquels on utilise la force élastique d'une vapeur qui est le plus souvent la *vapeur d'eau,* pour produire un travail mécanique à l'aide d'organes que la machine est chargée de mettre en mouvement.

En principe, dans la machine à vapeur, *l'action de la vapeur* consiste à presser alternativement sur les faces du piston pour lui donner une impulsion de va-et-vient.

Périodes diverses dans la marche des machines à vapeur.

1° Période de production de vapeur (Loi de Dalton) ;

2° Période de surchauffage (Lois de Mariotte et de Gay-Lussac) ;

3° Période de détente (Loi de Mariotte) ;

4° Période de condensation, dans laquelle la valeur retourne par refroidissement à l'état liquide.

Rendement théorique de la machine à vapeur. — Une calorie disparue correspond à 424 kilogrammètres.

1 kilogr. de houille développe par sa combustion complète 8,000 calories, équivalant à 8,000 × 424 = 339,200 kilogrammètres.

Supposons que la vapeur d'eau soit à 300° et la température du condenseur 30° ; le rendement théorique de la machine sera:

$$\frac{300 - 30}{273 + 300} = 0,47 \text{ de chaleur fournie.}$$

Or, un cheval-vapeur correspond par heure à un nombre de kilogrammètres de $75 \times 3,600 = 270,000$ kilogrammètres, dont la consommation devrait être par cheval et par heure.

$$\frac{270,000}{0,47 \times 3,392,000} = 0^{kg},169.$$

Causes de cette discordance.

1° Frottements et résistances passives du mécanisme ;

2° Fuites de vapeur, contre-pression, frottements, étranglements et espaces nuisibles ;

3° Condensation par refroidissements intérieurs et extérieurs ;

4° Échappement ;

5° Entraînement mécanique de l'eau par la vapeur.

PRINCIPAUX ORGANES D'UNE MACHINE A VAPEUR.

Cylindre-piston. — Les moteurs à vapeur consistent en un cylindre dans lequel un piston va et vient sous la pression de la vapeur exerçant son action alternativement sur chacune de ses faces.

Le cylindre peut être *horizontal, vertical, incliné, oscillant* ou *tournant*, on fait aussi des moteurs à vapeur dans lesquels le piston possède un mouvement de *rotation* qu'il donne directement à une poulie.

Tiroir de distribution. — La marche alternative du piston s'obtient en envoyant d'une manière précise de la vapeur tantôt sur une face, tantôt sur l'autre à l'aide d'un appareil appelé *tiroir de distribution* qui se trouve sur un des côtés du cylindre. C'est la partie délicate de la machine à vapeur.

Il y a une infinité de systèmes de tiroir de distribution.

Tige-crosse de piston, glissières. — Lorsque le piston va et vient dans son cylindre, ce qui est l'ordinaire, il transmet l'effort qui l'actionne à une tige dite *tige de piston,* dont le mouvement rectiligne est assuré par une *crosse du piston* mobile entre deux glissières.

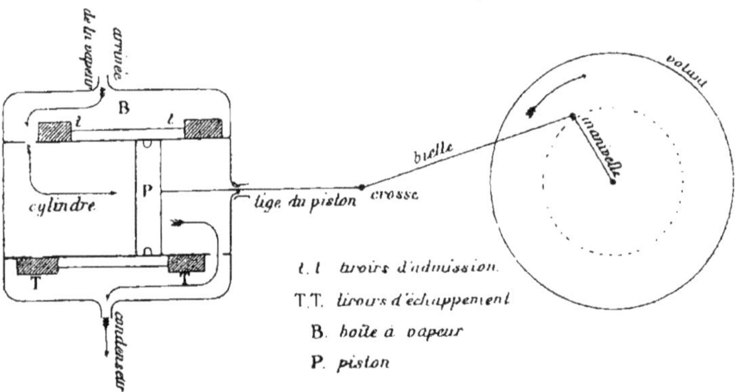

Fig. 9. — Schéma des principaux organes d'une machine à vapeur.

Bielle. — La crosse du piston transmet le mouvement à la bielle par un boulon d'articulation lié à la petite tête de la bielle.

Manivelle. — La *grosse tête de la bielle* anime une manivelle pouvant tourner autour d'un axe ; le mouvement de va-et-vient de la crosse se trouve changé en un mouvement de rotation.

Arbre, volant, poulie-volant. — La manivelle fait partie d'un arbre sur lequel se trouve un volant denté ou un volant-poulie. Le but du volant est d'emmagasiner de la *force vive* afin de permettre à la manivelle de franchir les *points morts*[1].

Arbre de couche ou arbre de transmission de l'atelier. — Le volant denté ou le volant-poulie permet d'imprimer une rotation proportionnelle à l'abre de couche ou à l'arbre de transmission de l'atelier.

Condenseur. — Après avoir produit son effet mécanique, la vapeur s'échappe dans l'atmosphère ou va s'éteindre dans l'eau froide qui garnit un organe nommé *condenseur*. — Par cet abaissement de température, le piston éprouve, en sens contraire de sa marche, une résistance bien moindre que lorsque la vapeur se rend immédiatement dans l'air.

1. On appelle *points morts* des points où la direction de la force se trouve perpendiculaire au chemin que parcourt son point d'application. Dans le cas considéré, les points morts sont ceux où la bielle et la manivelle se trouvent dans le prolongement l'une de l'autre.

TRANSMISSION ET TRANSFORMATIONS DU MOUVEMENT.

ORGANES DE TRANSMISSION DU MOUVEMENT.

Arbre. — Pièce cylindrique rigide en bois ou plus généralement en métal pouvant tourner autour de son axe. (Les métaux les plus employés sont le fer ou l'acier.)

Les arbres peuvent être horizontaux ou verticaux; dans ce cas, on les nomme *arbres de pointe.*

Les arbres verticaux reposent à leur base sur une *crapaudine,* les arbres horizontaux sont supportés de distance en distance par des bagues larges appelées *coussinets,* reposant eux-mêmes sur des supports rigides en fonte ou en bois, appelés suivant les cas *paliers, chaises* ou *consoles.*

Les coussinets et crapaudines sont en bronze ou en métal blanc, plus rarement en bois de gaïac ou en fonte.

L'arbre en tournant *frotte* sur ces pièces; pour prévenir un échauffement rapide, il importe qu'elles soient toujours parfaitement graissées au moyen d'un ***graisseur*** automatique.

Dans l'installation des arbres, il est indispensable de les placer bien horizontaux ou bien verticaux à l'aide du niveau d'eau et du fil à plomb.

Quand les arbres doivent avoir une grande longueur,

ils sont faits de plusieurs tronçons assemblés bout à bout à l'aide de *manchons d'accouplement.*

Engrenages. — Pour transmettre le mouvement de rotation d'un arbre à un autre arbre voisin, on se sert de roues d'engrenages (fig. 10).

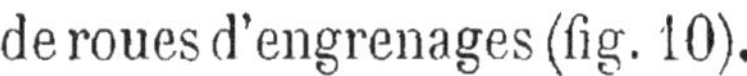

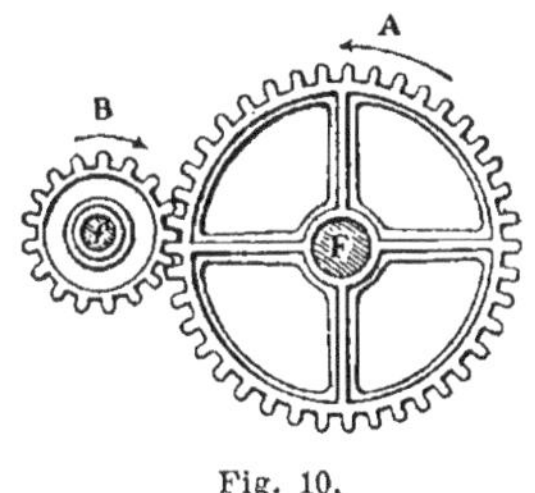

Fig. 10.

Si l'arbre F tourne, chaque dent de la roue A entraînera dans son mouvement une dent de la roue B. Celle-ci se mettra à tourner en sens contraire de la première entraînant dans son mouvement l'arbre *f*.

Si B porte 20 dents et A 100 dents, lorsque B aura fait un tour complet A n'aura tourné que de 20 dents sur 100, soit 1/5 de tour. Il faudra donc que B fasse 5 tours pour que A en fasse 1.

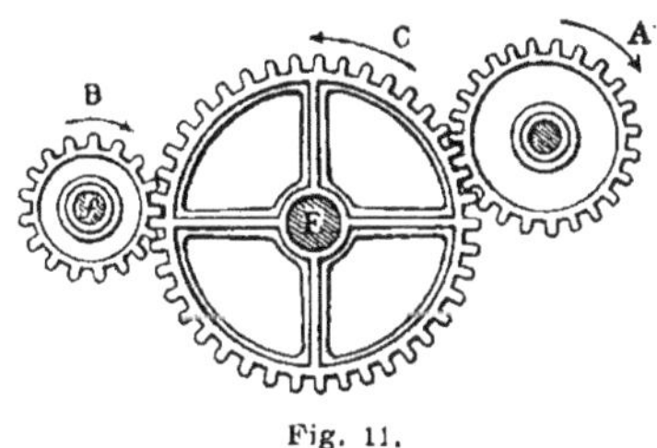

Fig. 11.

On peut ainsi donner à l'arbre *f* n'importe quelle vitesse en changeant convenablement le nombre de dents de chaque roue, en s'appuyant sur la relation :

$$\frac{\text{Vitesse de } f}{\text{Vitesse de F}} = \frac{\text{nombre de dents de A}}{\text{nombre de dents de B}}$$

Nous avons vu que l'arbre *f* prend un mouvement de rotation contraire à F. Si l'on veut que *f* tourne dans le même sens que F, on interpose une roue dentée intermédiaire C (fig. 11) menée par A et menant B. Le rapport des vitesses de *f* et F n'en sera pas influé quel que soit le nombre de dents de C.

Chaîne d'engrenage. — Elle s'emploie pour relier deux roues d'engrenage peu éloignées l'une de l'autre (fig. 12).

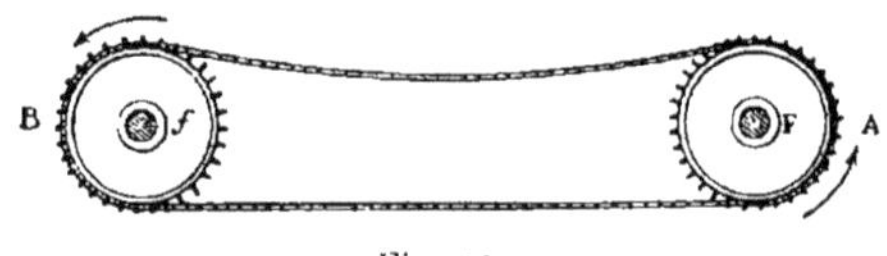

Fig. 12.

Chaque dent de la roue A entraîne un maillon de la chaîne, chaque maillon de la chaîne entraîne une dent de B. Les deux roues tournent dans le même sens. Les vitesses sont en raison inverse du nombre des dents de A et de B.

Commande d'un arbre non parallèle à l'arbre de commande. — Si les deux arbres sont dans un même plan mais perpendiculaires entre eux, on emploie les *roues d'angle* (fig. 13).

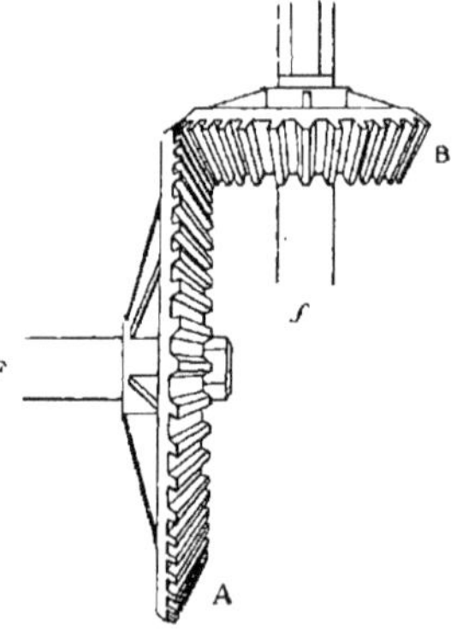

Fig. 13.

Si les deux arbres ne sont pas dans un même plan mais dans deux plans verticaux perpendiculaires entre eux, on emploie la *vis sans fin* (fig. 14).

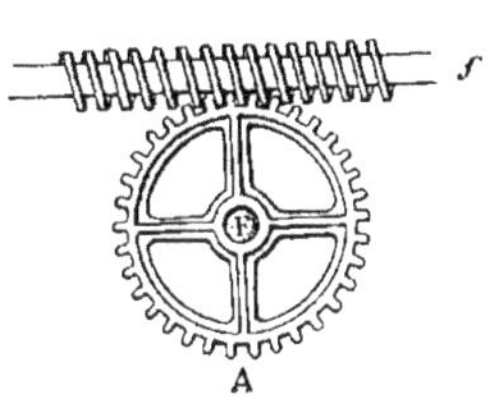

Fig. 14.

Chaque dent de la roue A en tournant fait tourner *f* d'un tour complet. Si A porte 100 dents, à un tour de F correspondent 100 tours de *f*.

Dans les roues d'angle le rapport des vitesses est le même que dans les engrenages ordinaires.

Quand les deux roues ont des diamètres très différents, la plus petite des deux est appelée *pignon*.

Dans certains cas, pour la transmission des forces importantes le pignon est cylindrique et porte le nom de *lanterne*.

Clavette. — Pièce en fer qui sert à fixer la roue sur son arbre. Elle est enfoncée simultanément dans deux rainures en regard, l'une creusée dans la roue, l'autre dans l'arbre.

Les roues d'engrenage employées dans les machines sont généralement en métal.

Dans les roues d'angle servant aux transmissions importantes, les dents de l'une des roues sont généralement en bois de charme. Elles sont appelées *cames* et peuvent facilement se remplacer. De cette façon, si quelque corps dur se trouve pris dans l'engrenage, il ne brise que les cames et la réparation est facile.

Transmission à distance. Poulie. — On appelle *poulie* des roues semblables aux roues d'engrenage mais sans dents, et fixées aussi à l'aide de clavettes, l'une sur l'arbre de commande, l'autre sur l'arbre à mener. Les deux poulies sont reliées ensemble par une *courroie sans fin* (fig. 15). On appelle *Brin conducteur* et *Brin conduit* les parties de la courroie allant de la poulie menée à la poulie menante, de la poulie menante à

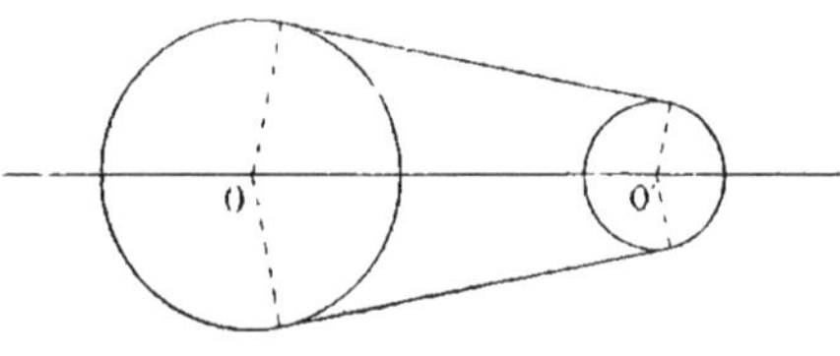

Fig. 15.

la poulie menée. — Le brin conducteur doit toujours être tendu. — Supposons que la poulie menante ait un développement de 10 mètres et la poulie menée de 2 mètres. La poulie menante à chaque tour entraîne 10 mètres de courroie, ces 10 mètres de courroie entraînent 10 mètres de développement de la poulie menée qui fera par conséquent 5 tours. — Les vitesses sont donc ici aussi en raison inverse des développements des poulies et par conséquent de leurs rayons respectifs R et r. On trouvera les diamètres à donner aux poulies pour imprimer à f une vitesse v donnée d'après la relation :

$$\frac{R}{r} = \frac{v}{V}.$$

Poulies étagées ou cônes de transmission. — Il arrive souvent qu'un outil, tel qu'un tour, une fraiseuse ou une machine à percer, doivent marcher à des vitesses différentes pour les besoins du travail.

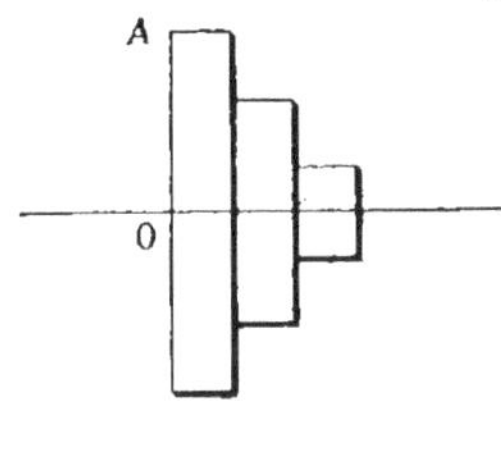

On installe d'ordinaire sur l'arbre *menant* ou arbre supérieur une poulie multiple, poulie étagée ou *cône de vitesse*.

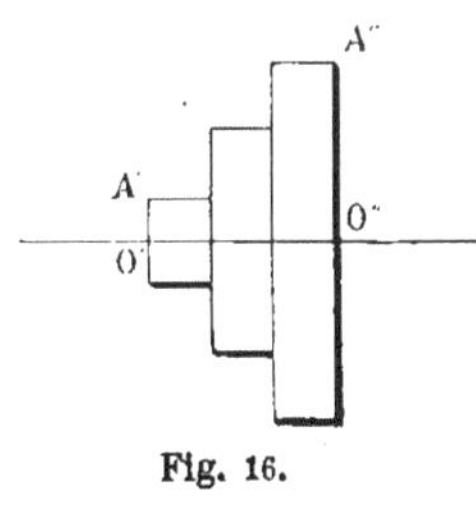

Fig. 16.

Sur l'arbre *mené* se trouve également un cône semblable, mais tourné en sens contraire, de manière qu'au plus grand diamètre du cône menant correspond le plus petit diamètre du cône mené.

Il faut qu'une courroie unique puisse chausser les différentes paires de poulies qui se correspondent, c'est-à-dire que les rayons des deux poulies fassent une quantité constante.

$$R + R' = S \text{ soit } V \text{ la vitesse du cône } O$$
$$AO + AO' = S \text{ soit } V' \text{ la vitesse du cône } O'$$
$$\frac{V}{V'} = \frac{R'}{R}$$

remplaçant R' par sa valeur $S - R$,

$$\frac{V}{V'} = \frac{S - R}{R} = \frac{S}{R} - 1 \text{ ou en ajoutant 1 aux 2 m.,}$$

$$1 + \frac{V}{V'} = \frac{S}{R}, \text{d'où } R = \frac{S}{1 + \frac{V}{V'}}.$$

Application. — Soit $\frac{1}{4}$ le rapport des vitesses qu'il s'agit de produire, $S = 0{,}55$ déterminer R et R'.

$$R = \frac{0{,}55}{1 + \frac{1}{4}}$$
$$R = \frac{0{,}55}{\frac{5}{4}} = \frac{0{,}55 \times 4}{5} = 0{,}44$$
$$R' = 0{,}55 - 0{,}44 = 0{,}11.$$

C'est un problème qui se présente souvent pour la mise en marche des outils ou pour les modifications nécessaires par des travaux inusités.

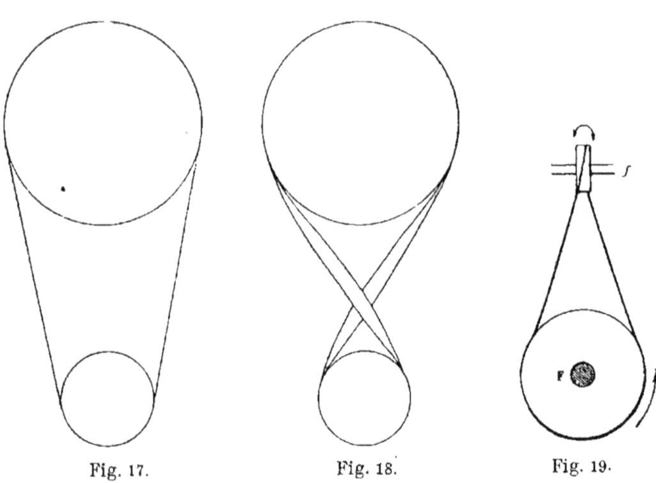

Fig. 17. Fig. 18. Fig. 19.

Si le changement doit être continu et insensible, les poulies sont en forme de longs troncs de cône, et le guide-courroie fait avancer la courroie automatiquement et d'une manière continue.

(*Exemple :* Commande des broches de bancs à broches de filature.)

Si les courroies sont disposées comme le montre la figure 17, les deux arbres tourneront dans le même sens.

Pour obtenir un mouvement en sens contraire, on croise les brins de la courroie comme l'indique la figure 18.

Pour commander l'un par l'autre deux arbres horizontaux situés dans des plans verticaux différents, on dispose la courroie comme le montre la figure 19.

Il est important que le point où la courroie quitte chaque poulie soit dans le plan de l'autre poulie.

Écartement des arbres. — Les courroies trop courtes ont une tendance à *glisser*. Il est bon que l'écartement des poulies soit *au moins de deux fois le diamètre de la plus grande.*

Nature des courroies. — Les courroies sont généralement en cuir. On en fait aussi en coton, en chanvre et en poils de chameau. Les extrémités des courroies sont ou cousues ensemble à l'aide de fines lanières, ou vissées l'une sur l'autre, ou bien encore reliées par des *agrafes* de cuivre.

Transmission à grandes distances. Transmission par câbles-courroies. — On remplace souvent les courroies par des câbles ronds en chanvre ou en fil d'aloès, ces câbles s'enroulent autour de *poulies à gorge*. Il est nécessaire que les poulies soient distantes de 6 mètres au moins.

Transmission à très grandes distances. — On emploie dans ce cas les câbles *télédynamiques* de Hirn. Ils sont en fils métalliques et peuvent transmettre des forces considérables. Ils sont surtout utiles pour amener à une usine la force développée dans un moteur éloigné (turbine utilisant une chute d'eau). De distance en distance ils doivent être soutenus par des poulies intermédiaires tournant librement autour d'un axe. Ces poulies intermédiaires doivent être distantes d'au moins 40 mètres.

Poulie folle. — Poulie non clavetée sur son arbre, autour duquel elle peut librement tourner.

Arrêt et mise en marche des machines. — Une poulie folle de même diamètre que la poulie menée (ou menante) est placée à côté de celle-ci. La largeur de la poulie menante (ou menée) est alors égale à la largeur de ces deux poulies. A l'aide d'un *guide-courroie,* on fait à volonté passer la courroie sur la poulie folle ou sur la poulie fixe et l'on détermine ainsi l'arrêt ou la mise en marche de la machine.

Le guide-courroie est actionné par un *levier d'embrayage* prenant appui sur le bâti (partie fixe) de la machine, et dont la poignée se trouve sous la main de l'ouvrier.

Dans certains cas, on n'emploie pas de poulie folle

mais on interrompt à volonté le mouvement en désengrénant un couple d'engrenages ou les deux parties d'un manchon denté; on emploie alors des dispositifs qui varient suivant les circonstances.

Organes de transformation du mouvement de rotation.

Mouvement rectiligne. — Étant donné un mouvement continu de rotation, pour obtenir un mouvement rectiligne dans une direction donnée on se sert de *crémaillères* (fig. 20).

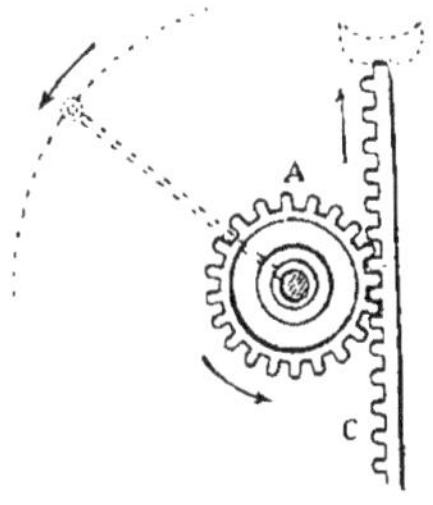

Fig. 20.

Pour un tour de la roue motrice, la crémaillère avance d'une longueur égale au développement de cette roue.

(*Exemple d'application :* Le *cric,* appareil de levage dans lequel l'arbre de la roue A est actionné par une manivelle formant bras de levier [voir le pointillé].)

Mouvement rectiligne de va-et-vient. — Nous avons vu, page 182, comment dans une machine à vapeur le mouvement alternatif d'un piston est transformé en un mouvement continu de rotation par l'intermédiaire d'une bielle et d'une manivelle.

Inversement, on pourra aussi de la même manière transformer un mouvement de rotation en un mouvement alternatif de va-et-vient.

(*Exemple:* Commande d'un piston de pompe élévatoire.)

Dans certaines conditions (manque de place), on a recours à des dispositions ingénieuses mais très compliquées.

Les unes sont basées sur la propriété que possède l'épicycloïde [1] (dans un cas donné) d'être une ligne droite.

Dans les autres, un *galet* prend écrou dans la gorge d'une double hélice sans fin disposée de telle sorte que, par la rotation de l'hélice, le galet prenne lui-même un mouvement de va-et-vient.

(*Exemple:* Ces deux méthodes ont trouvé leur application dans la commande du *train* de divers types de machines à imprimer.)

Mouvement non uniforme. — Il faut souvent dans une machine faire agir une certaine pièce à un moment donné. On se sert pour cela de *cames* ou d'*excentriques*. Ces dispositifs, qui varient à l'infini, tournant autour d'un axe, viennent au moment voulu agir sur une pièce donnée et lui impriment la direction, le mouvement et la vitesse voulue.

En combinant l'action de plusieurs excentriques, on pourra faire accomplir à une machine toute une série complexe d'*actions* automatiques.

(*Exemple:* Les «cardes», dans les filatures de coton, offrent de très intéressantes applications de l'excentrique.)

---

1. L'épicycloïde est la courbe décrite par un point quelconque d'une courbe mobile roulant sur une courbe fixe. Le cas considéré est celui où les rayons des deux courbes (roues) sont dans le rapport 1/2.

PRINCIPALES MACHINES-OUTILS POUR LE TRAVAIL DES MÉTAUX.

On appelle machines-outils des machines qui ont pour but de travailler le bois ou les métaux. Elles sont employées surtout dans les usines de construction de machines et dans les ateliers de réparation.

D'une manière générale, la machine-outil comporte :

Un support fixe ou mobile sur lequel est assujettie la pièce à travailler ;

Un outil porté par un chariot porte-outil ;

Un système de roues d'engrenages permettant de donner à l'outil, au chariot ou au support, les vitesses voulues, de déterminer des déplacements automatiques ;

Enfin le tout est porté sur un bâti robuste assez massif pour s'opposer aux vibrations.

Tour. — Pour rendre la pièce à travailler cylindrique ou conique on se sert du tour (fig. 21).

Sur un bâti long et horizontal BB est placé d'une part le support ou *poupée* P, de l'autre un plateau vertical circulaire pouvant tourner autour de son axe V. La pièce est située entre la poupée P et l'extrémité de l'arbre V; elle est entraînée dans son mouvement de rotation au moyen d'un *butoir* placé sur le plateau. L'outil (*grain d'orge, crochet* ou *plâne*) est fixé sur son chariot C qui se déplace le long de la pièce à tourner. — Si ce mouvement est automatique, le tour est dit *parallèle.*

On peut se servir du tour pour dresser des surfaces

planes. La pièce est alors fixée sur le plateau au moyen de *griffes*, le chariot porte-outil support est placé en

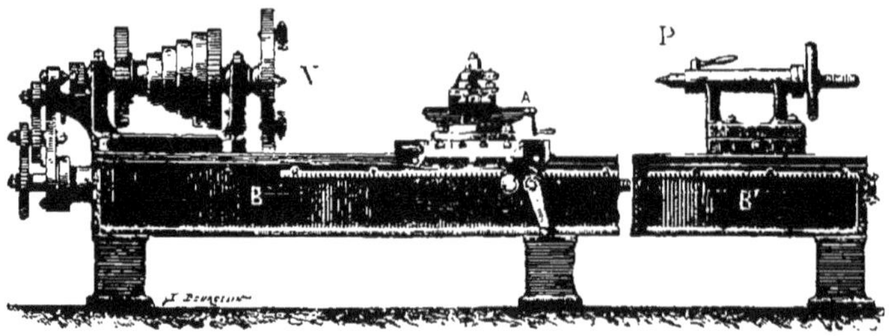

Fig. 21.

face, l'outil se déplace du centre à la périphérie et enlève des copeaux circulaires concentriques.

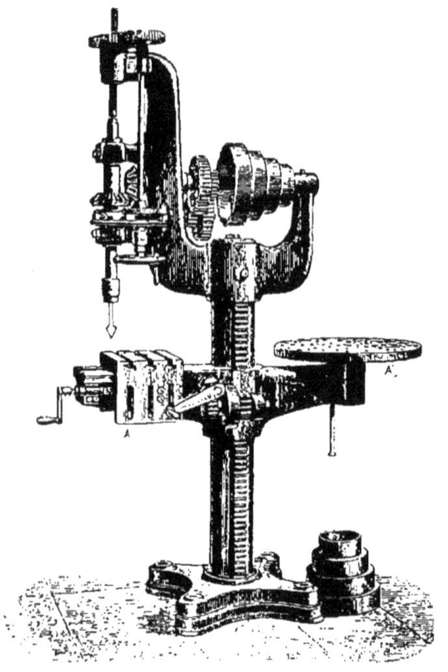

Fig. 22. — Machine à percer.

Machine à percer. — La pièce est fixe sur le support A (fig. 22). L'outil ou *mèche* tourne rapidement autour de son axe et peut être descendu à volonté.

Dans les ateliers de construction, où on opère sur des pièces massives et volumineuses, on se sert de machines à percer *radiales* qui sont articulées et peuvent aller percer des trous en n'importe quel point suivant des directions variées.

Machines à poinçonner. — La pièce est fixe. L'outil ou *poinçon* est animé d'un mouvement vertical de haut en bas.

Il est commandé à la main par un levier ou par un

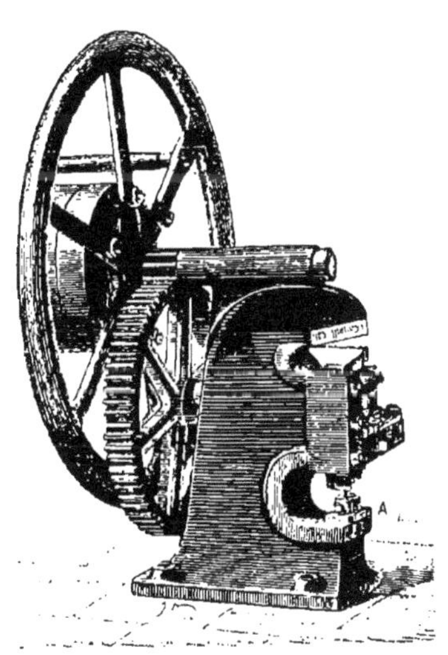

Fig. 23. — Poinçonneuse-cisaille.

système d'engrenages. Dans les *poinçonneuses-cisailles,*

le poinçon est remplacé par un couteau articulé formant cisaille (fig. 23).

Étau-limeur. — La pièce est fixe sur le support horizontal A. Le chariot porte-outil est animé d'un rapide mouvement de va-et-vient. Le support de la pièce se déplace perpendiculairement à l'outil le long d'une vis V (fig. 24).

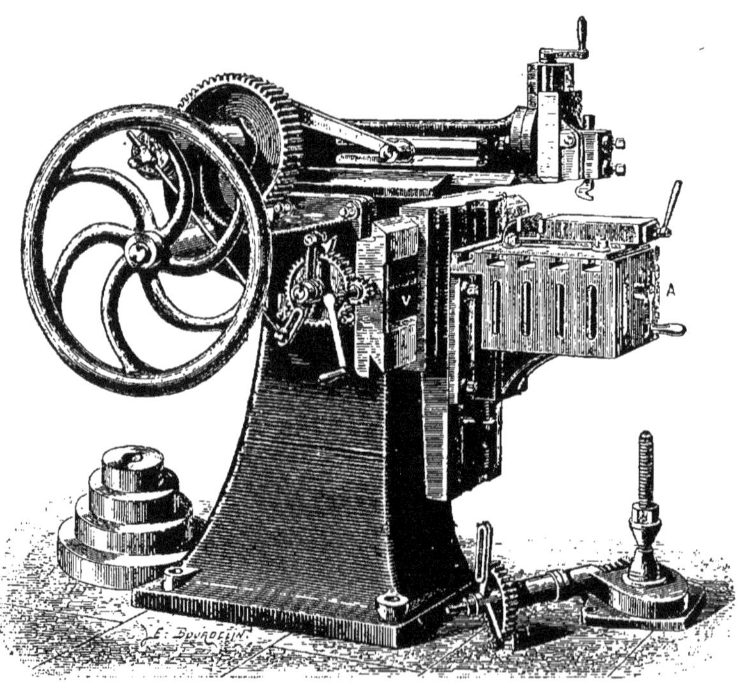

Fig. 24. — Étau-limeur.

Machine à raboter. — La pièce est fixe sur un chariot C, animé d'un mouvement de va-et-vient (fig. 25).

L'outil est fixe, mais le chariot qui le porte se déplace peu à peu transversalement le long de la vis V.

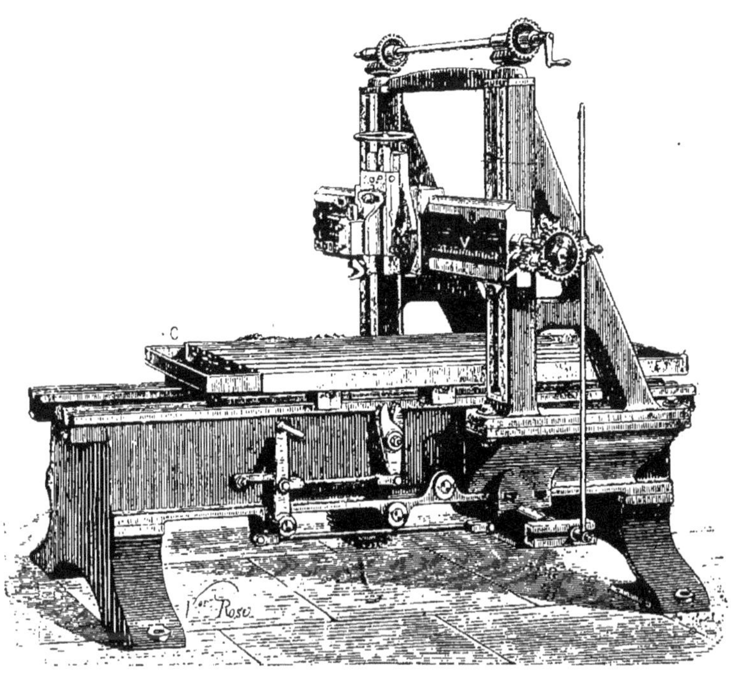

Fig. 25. — Machine à raboter.

Machine à mortaiser. — Sert à raboter des pièces *debout* polygonales ou coniques et l'intérieur de pièces creuses (*mortaises*).

La pièce est fixe avec un support horizontal pouvant tourner autour de son axe vertical. L'outil est animé d'un mouvement de va-et-vient dans un plan vertical.

Le porte-outil peut pivoter autour d'un axe horizontal, de façon à être incliné à volonté, ce qui permet de raboter des pièces coniques suivant leurs génératrices.

Dans les ateliers de construction, on se sert en outre de petites machines d'un emploi moins fréquent (ma-

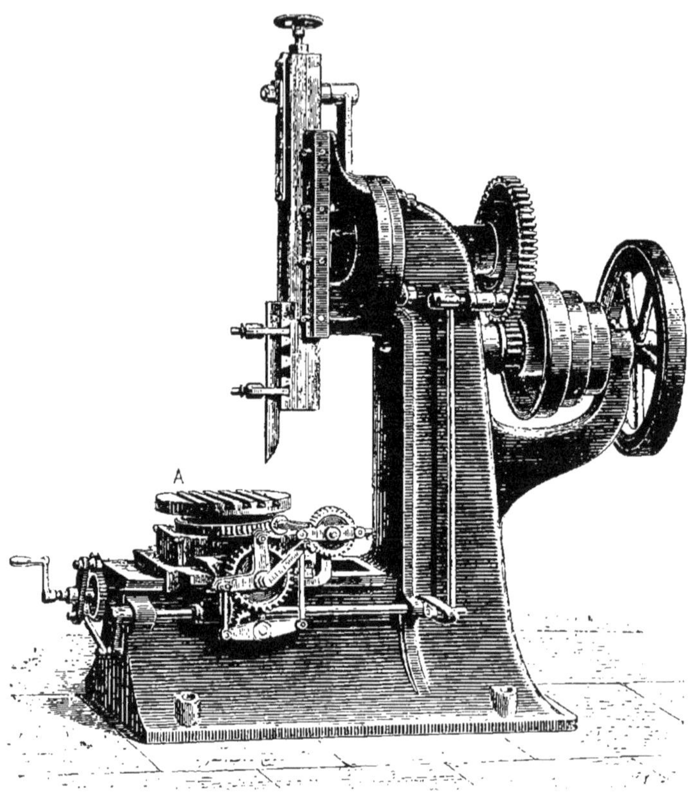

Fig. 25. — Machine à mortaiser.

chines à tarauder, fileter, fraiser, cintrer, etc., qui servent à préparer les vis, les écrous, etc.).

Pour aiguiser un outil, on l'appuie contre la tranche d'une *meule* en grès animée d'un mouvement rapide de rotation.

III. — NOTIONS ÉLÉMENTAIRES SUR LA PRODUCTION ET LA TRANSMISSION DE L'ÉLECTRICITÉ DYNAMIQUE.

Électrisation. — Corps conducteurs. — Corps isolants. — Certaines substances peuvent acquérir par le frottement la propriété d'attirer les corps légers : telles sont l'ambre, la résine, l'ébonite, le soufre, la cire, le verre, etc. ; le corps alors est dit *électrisé* ou *chargé d'électricité*.

Il est d'autres corps qui ne s'électrisent pas par le frottement. Pourtant si l'on a soin de les tenir par un manche formé par l'une des premières substances, on constate que le frottement les électrise. Il y a une autre différence entre les corps de ces deux catégories : pour les premiers, les propriétés attractives restent localisées aux points frottés ; dans les seconds, au contraire, elles se communiquent à la totalité de la surface. Dans les premiers, l'électrisation se produit en certains points et y persiste ; dans les seconds, elle se propage sur toute la surface du corps.

Pour cette raison, les corps de la première catégorie sont dits *corps isolants,* ceux de la seconde, corps *conducteurs*. Le corps humain, la terre, les métaux, les dissolutions salines sont des conducteurs. Le soufre, la résine, le verre, la paraffine sont des isolants.

Actions mécaniques produites par les corps électrisés. — Le verre frotté attire un corps léger jusqu'au contact, puis, après lui avoir donné une partie de son électricité, le repousse. Le corps ainsi repoussé est attiré par la résine frottée. Par conséquent : 1° l'électrisation du verre est autre que celle de la résine ; 2° deux corps électrisés de la même manière se repoussent ; 3° deux corps qui ont des électrisations différentes s'attirent. On a donné à ces deux espèces d'électrisation les noms d'électrisation vitrée ou positive, et d'électrisation résineuse ou négative. Dans la suite, nous emploierons le mot électricité, comme synonyme d'électrisation.

Quantité d'électricité. — Un même corps, selon qu'il a été frotté plus ou moins longtemps, exerce sur un même corps une force attractive plus ou moins grande. On exprime ce fait, en disant que le corps électrisé possède une charge électrique plus ou moins grande, qu'il contient une *quantité* plus ou moins grande d'*électricité*. On prend ainsi pour mesure de la quantité d'électricité les actions mécaniques que produisent les corps électrisés : la cause est mesurée par l'effet.

Les actions électriques varient avec la distance. Si la distance devient double, l'action, toutes choses égales d'ailleurs, devient quatre fois plus petite, ce que l'on exprime en disant que la force varie en raison inverse du carré de la distance.

On définit l'unité de quantité d'électricité, comme l'électrisation d'un corps très petit électrisé positivement qui, placé à 1 centimètre d'un autre corps très petit électrisé identiquement de la même façon, le repousse avec une force égale à l'unité de force, qui, comme on sait, a reçu le nom de dyne[1]. C'est là l'unité électrostatique de quantité.

Potentiel. — Soit un système de corps électrisés ; l'espace, où se fait sentir l'action du système, s'appelle le champ électrique ; on nomme force électrique, en un point du champ, la force qui sollicite l'unité d'électricité supposée placée en ce point. Si les charges des conducteurs ou bien leurs positions relatives viennent à varier d'une façon quelconque, la force varie conjointement. La présence de charges électriques produit en chaque point une condition particulière, analogue au niveau en hydraulique, que l'on désigne par le mot *potentiel*. Cette condition dépend des charges électriques et des positions qu'elles occupent. En tous les points d'un corps conducteur en équilibre le potentiel a la même valeur.

Pile électrique. Courant électrique. Loi de Ohm. — Le potentiel joue en électricité le rôle de la différence de niveau en hydraulique ; par exemple, vient-on à réunir, par un fil métallique, deux conducteurs à des potentiels différents, l'équilibre est rompu : il se produit une circulation continue d'électricité positive, du conducteur dont le potentiel est le plus grand, vers celui dont le potentiel est le plus petit jusqu'au moment où les deux conducteurs ont acquis le même potentiel : de

---

1. La dyne est $\frac{1}{980,95}$ du poids d'un gramme à Paris.

même que dans deux vases renfermant de l'eau à des niveaux différents, il se produit quand on les met en communication un écoulement du vase où le niveau est le plus élevé vers celui où il est le plus bas, jusqu'à égalisation des niveaux. C'est pourquoi le potentiel est souvent appelé *niveau électrique.*

Si l'on maintient constante la différence des niveaux dans deux vases communiquants, il se produira une circulation continuelle d'eau, du niveau le plus élevé au niveau le plus bas, en vertu de laquelle une section quelconque, les vases et les tubes de communication sera traversée dans le même temps par la même quantité de liquide; cette quantité, pour une même différence de niveau, sera d'autant plus petite que la section elle-même sera plus faible.

L'électricité présente des phénomènes entièrement analogues. Si dans un vase contenant de l'eau acidulée par de l'acide sulfurique on plonge une lame de zinc et une lame de cuivre et qu'on soude à chacune d'elles un fil de cuivre, il s'établit entre les deux fils une différence de potentiel constante. Vient-on à les réunir, il naît dans le système une circulation d'électricité tendant à établir l'égalisation des potentiels, circulation qui est continue, car la différence de potentiel se rétablit à chaque instant. Cet appareil, qui permet de maintenir une différence constante de potentiel entre deux corps, s'appelle une *pile;* la différence de potentiel aux deux extrémités, ou pôles, différence qui produit le flux d'électricité dans leur conducteur réunissant les pôles, s'appelle la *force électromotrice de la pile* ou sa tension.

L'écoulement d'électricité à travers le fil interpolaire, qui se continue au sein de la pile, est le *courant électrique*. L'*intensité du courant* est la quantité d'électricité qui traverse chaque section du conducteur interpolaire dans une seconde.

L'intensité dépend du fil interpolaire : si sa section devient plus faible ou si sa longueur augmente, l'intensité devient plus petite ; si la nature du fil change, l'intensité change aussi. Tout se passe comme si le fil interpolaire opposait à la circulation de l'électricité une résistance variable avec sa nature, sa longueur et sa section : les différents conducteurs sont ainsi caractérisés, au point de vue de l'intensité du courant qui les traverse quand on les intercale entre les pôles d'une pile déterminée, par ce qu'on appelle leur *résistance*. Si la résistance double, l'intensité est réduite de moitié, ce que l'on exprime en disant que l'intensité varie en raison inverse de la résistance. Pour un même fil, l'intensité varie proportionnellement à la force électromotrice. Si on appelle I, E, R, les nombres qui mesurent respectivement *l'intensité, la force électro-motrice, la résistance,* les résultats expérimentaux précédents s'expriment par la formule :

$$I = \frac{E}{R};$$

c'est *la loi de Ohm*.

On est convenu d'appeler sens du courant le sens dans lequel circule l'électricité positive. Le pôle positif d'une pile est le pôle où le potentiel est le plus élevé ;

l'autre est le pôle négatif. L'électricité positive circule dans le fil interpolaire du potentiel le plus haut vers le potentiel le plus bas, c'est-à-dire du pôle positif vers le pôle négatif.

Unités électriques. — On exprime la force électromotrice en *volts*. Le volt est très sensiblement la force électromotrice d'un élément Volta, c'est-à-dire d'une pile constituée par une lame de zinc et une lame de cuivre plongeant dans de l'eau acidulée au $\frac{1}{10}$ par de l'acide sulfurique.

Une résistance se mesure en *ohms*. L'ohm est la résistance d'une colonne de mercure de un millimètre carré de section et de 106 centimètres de longueur à zéro centigrade.

L'intensité d'un courant s'évalue en *ampères*. L'ampère est l'intensité du courant qu'une force électromotrice d'un volt détermine dans un circuit ayant une résistance de 1 ohm.

Effets du courant électrique. — Quand un courant d'intensité I traverse un conducteur, il l'échauffe et y développe une quantité de chaleur, qui, pour l'unité de temps, est proportionnelle à la résistance et au carré de l'intensité : c'est la *loi de Joule*.

Éclairage électrique. — Si l'intensité est assez grande, le courant pourra produire l'incandescence d'une partie du circuit. C'est le principe d'un des modes d'éclairage électrique : le courant produit l'incandescence d'un fil de platine, ou de charbon très fin, renfermé dans une ampoule de verre, où l'on a fait un vide très avancé, afin d'éviter la combustion et la destruction du fil. La lampe Edison est constituée par un filament de bambou calciné à haute température ; elle peut durer mille heures, avec un courant de $\frac{8}{10}$ d'ampère, sous une force électromotrice de 100 volts, en donnant une intensité de 1.71 carcel. L'étalon de lumière est la lampe Carcel brûlant 42 grammes d'huile de colza épurée à l'heure.

Si l'on intercale dans un circuit traversé par un courant deux morceaux de charbon de cornue terminés en pointe, et qu'après les avoir réunis, on les écarte l'un de l'autre, il se produit entre les deux pointes un arc lumineux, très brillant, pour un écart convenable des charbons, une force électromotrice, et une intensité déterminée; c'est l'arc voltaïque. Le charbon en communication avec le pôle positif se creuse en forme de cratère, le charbon négatif au contraire se taille en pointe; le charbon positif s'use plus vite que l'autre. Le problème pratique de l'éclairage électrique par arc est le suivant : maintenir constant l'écart des deux charbons, malgré leur usure, malgré les variations d'intensité dans le circuit ; maintenir sensiblement fixe, la position de l'arc dans l'espace. On arrive à réaliser ces conditions au moyen de *régulateurs*.

Électro-métallurgie. — La température de l'arc voltaïque s'élève à plusieurs milliers de degrés. On peut utiliser cette température pour fondre certains métaux très réfractaires, les souder, etc.

Effets chimiques des courants. — Le courant électrique traversant à travers un composé chimique le décompose. Cette décomposition s'appelle l'*électrolyse.* La substance décomposée est l'*électrolyte.* Les fils qui amènent le courant au sein du liquide, sont les *électrodes;* l'*anode* est le fil qui communique avec le pôle positif de la pile, la *cathode* celui qui communique avec le pôle négatif. Les produits de la décomposition apparaissent sur les électrodes.

Toute substance, pour être électrolysée, doit être conductrice. Cette conductibilité s'obtient pour la plupart des corps par la dissolution et la fusion. L'électrolyse de l'eau acidulée produit de l'hydrogène sur la cathode, de l'oxygène sur l'anode. Les composés binaires se résolvent en leurs éléments. Les sels métalliques sont décomposés par le passage du courant : le métal se dépose sur l'électrode négative ; l'oxygène et l'acide sont mis en liberté à l'électrode positive.

Si l'électrode positive est constituée par le métal du sel électrolysé, l'acide et l'oxygène mis en liberté attaquent cette électrode ; le sel se reforme au détriment de l'anode, en quantité égale au poids de sel décomposé et la richesse de la dissolution reste constante. L'électrode positive ainsi constituée s'appelle une anode soluble.

L'unité de quantité d'électricité est le *coulomb;* c'est la quantité d'électricité débitée par un courant d'un ampère dans une seconde. Un coulomb dépose toujours sur la cathode, la fraction $\frac{1}{96,600}$ de l'équivalent en poids du métal de l'électrolyte. Cette loi très importante est le principe d'une méthode très précise pour la mesure des intensités des courants, qu'elle ramène à une pesée.

Galvanoplastie. — L'électrolyse est le principe d'une application industrielle importante, la *galvanoplastie*, ou l'art de recouvrir les objets de dépôts métalliques.

Pour le cuivrage, on électrolyse un sel de cuivre, ordinairement le sulfate ; pour la dorure et l'argenture, on se sert de cyanures doubles de potassium, d'or et d'argent; pour le nickelage, on emploie d'ordinaire le sulfate double de nickel et d'ammoniaque. Afin de maintenir constante la composition du bain électrolyte, on emploie une anode soluble. Les objets à recouvrir doivent être conducteurs; s'ils ne le sont pas, on leur communique cette propriété en les enduisant de plombagine.

L'électrolyse est très employée aujourd'hui dans la métallurgie, en particulier dans celle du cuivre. On utilise à cet effet, très économiquement, les sources de travail mécaniques naturelles, par exemple les chutes d'eau, et l'on transforme cette énergie mécanique en énergie électrique à l'aide de machines que nous étudierons plus loin.

Polarisation des électrodes. — Courants secondaires. — Si, après avoir fait passer un courant dans un électrolyte, on supprime la pile du circuit, on constate la production d'un courant de sens contraire au courant primitif due à l'existence d'une force électromotrice inverse; c'est ce qu'on appelle le *courant secondaire*. Cette force électromotrice se retranche, lors du passage d'un courant dans un électrolyte, de celle de la pile, ce qui diminue l'intensité. Les électrodes sont alors dites *polarisées*. La pile elle-même, étant une auge à décomposition, se polarise; la polarisation est une cause d'affaiblissement du courant : on l'évite par l'emploi des dépolarisants, substances chimiques susceptibles de se combiner aux composés mis en liberté par le courant.

Piles secondaires. — Accumulateurs. — La polarisation a donné lieu à une application industrielle des plus importantes. Si l'on emploie le courant d'une pile pour produire la polarisation des électrodes dans une auge à décomposition, celle-ci est devenue une véritable pile que l'on pourra utiliser quand on le voudra; on peut ainsi à volonté emmagasiner de l'électricité et s'en servir ensuite au fur et à mesure des besoins.

Les piles ainsi formées s'appellent des piles secondaires ou *accumulateurs*. On *forme* l'accumulateur en y faisant passer un courant primaire qui dépose à la surface des électrodes des composés chimiques, cause d'une force électromotrice. En fermant le circuit de l'accumulateur, on obtient un courant qui dure jusqu'à la recombinaison totale des produits séparés par le courant primaire.

L'accumulateur du type Planté consiste en deux électrodes de plomb dans de l'eau acidulée par de l'acide sulfurique.

Énergie dans les piles. — Nous avons vu que le *travail* d'une force lors d'un déplacement de son point d'application est le produit de l'intensité de la force par la projection du déplacement sur la direction de la force.

La thermodynamique nous enseigne que le travail mécanique peut être transformé en chaleur et réciproquement; les phénomènes chimiques sont accompagnés de dégagements ou absorptions de chaleur; le courant produit des phénomènes calorifiques, chimiques, mécaniques.

L'*énergie* est la faculté que possède un corps de produire du travail. L'énergie a différentes formes, mécanique, calorifique, chimique, électrique, qui peuvent se transformer l'une dans l'autre. C'est le principe de la *conservation de l'énergie*. On ne peut produire du travail, sans une dépense d'énergie équivalente.

Le courant électrique échauffe les conducteurs qu'il traverse, produit des décompositions chimiques qui exigent de l'énergie; il peut, comme nous le verrons, produire des effets mécaniques. Il est donc nécessaire que cette énergie produite par le courant ait été empruntée ailleurs : elle provient des phénomènes chimiques, qui se passent au sein des piles. La mesure de l'énergie électrique est la somme des quantités de chaleur qui seraient dégagées par les réactions chimiques se produisant dans la pile ; la force électromotrice d'une pile est proportionnelle à cette quantité de chaleur.

L'énergie d'un courant d'intensité I, fourni par une pile de force électromotrice E, c'est-à-dire le travail que le courant peut fournir en une seconde est égal au produit de l'intensité par la force électromotrice; c'est EI, tout comme une masse I d'eau tombant d'une hauteur E, fournit un travail mécanique EI. Cette énergie s'évalue en *joules*. Le joule est l'unité d'énergie : c'est le travail que peut fournir en une seconde un courant d'un ampère, la force électromotrice étant un volt.

La *puissance mécanique* est le travail que produit un moteur dans une seconde. C'est le *watt*, qui correspond au travail d'un joule par seconde.

Le kilogrammètre vaut environ 10 joules; le cheval-vapeur, 736 watts.

Couples usuels. — Voici un tableau indiquant la nature et la force électromotrice des piles les plus employées[1].

Pile	Composition	Force électromotrice
Volta. . . .	Zinc. Eau ordinaire. Cuivre.	1 volt environ.
Leclanché. .	Zinc amalgamé. Solution de sel ammoniac. Bioxyde de manganèse et charbon.	1,46.
Poggendorff.	Zinc amalgamé. 12 bichrom. potasse + 25 acide sulf. + 100 eau. Charbon.	2,01.

1. Ce tableau est extrait du *Traité élémentaire d'électricité* de M. Joubert.

Daniell. . .	Zinc amalgamé. Dissolution de sulfate de zinc. Solution saturée de sulfate de cuivre. Cuivre.	1,12.
Bunsen. . .	Zinc amalgamé. 1 acide sulfurique + 12 eau. Acide azotique ordinaire. Charbon.	1,87.

Groupement des piles. — La discussion de la loi de Ohm montre que, si la résistance extérieure est considérable, il faudra, pour avoir l'intensité maxima avec des piles données, ajouter les piles les unes aux autres, le pôle positif de chacune communiquant avec le pôle négatif de la suivante. On a ainsi entre les extrémités, une force électromotrice qui est la somme des forces électromotrices des éléments; la résistance est la somme des résistances des différents couples. C'est le groupement en *série* ou en *tension* (éclairage).

Si la résistance extérieure est faible, il faudra réunir les pôles positifs entre eux et les pôles négatifs entre eux. On réalise ainsi un couple unique dont la force électromotrice est égale à celle d'un couple seul (car la force électromotrice d'une pile dépend seulement de sa constitution et non de ses dimensions) et la surface égale à la somme des surfaces des différents couples. La résistance est donc égale à celle d'un couple divisé par le nombre de ceux-ci. C'est l'association en *quantité* (galvanoplastie).

Piles thermo-électriques. — Il existe des piles, dites thermo-électriques, permettant de transformer l'énergie calorifique en énergie électrique : si l'on soude bout à bout deux fils, l'un de cuivre, l'autre de bismuth, de façon à former un circuit fermé, il se produit un courant électrique lorsque les deux soudures sont portées à des températures différentes. L'énergie du courant a pour origine une absorption de chaleur à la soudure chaude.

Les forces électromotrices thermo-électriques sont très faibles. Il est nécessaire, pour obtenir des courants sensibles, d'employer de gros conducteurs, dont la résistance soit très petite. Je citerai la pile thermo-électrique de Melloni, formée de barreaux de bismuth et d'antimoine, la pile de Clamond (fer et alliage d'antimoine, zinc et bismuth).

Magnétisme et électro-magnétisme. — Les propriétés attractives des aimants sont localisées aux extrémités des barreaux, que l'on appelle *pôles*. La terre jouit de la propriété de diriger les aimants. Une aiguille aimantée mobile dans un plan horizontal, autour d'un axe vertical, prend en chaque lieu une direction invariable, sensiblement celle du sud au nord. C'est toujours la même extrémité qui se tourne vers le nord : on l'appelle pôle nord ou austral ; l'autre extrémité s'appelle pôle sud ou boréal.

Les aimants agissent les uns sur les autres. Les pôles de même nom se repoussent, les pôles de noms contraires s'attirent. Les actions magnétiques varient en raison inverse du carré de la distance, comme les actions électriques. Comme les quantités d'électricité, les quantités de magnétisme sont mesurées par les actions mécaniques exercées par les pôles.

On appelle champ magnétique la région de l'espace dans laquelle se fait sentir l'action des aimants. On appelle force magnétique en un point du champ la force qui sollicite l'unité de quantité de magnétisme nord supposée placée en ce point. On appelle ligne de force une ligne tangente en chacun de ses points à la force magnétique en ce point.

Œrsted a découvert que le *courant dévie l'aiguille aimantée* de telle sorte que l'aiguille tend à se mettre en croix avec le courant, son pôle austral étant à la gauche de celui-ci; la gauche du courant est la gauche d'un personnage couché sur le courant de façon qu'il lui entre par les pieds et lui sorte par la tête, et regardant le pôle austral de l'aiguille.

L'aiguille aimantée soumise à l'action du seul courant se mettrait exactement en croix avec lui; mais elle est en même temps soumise à l'action de la terre et de la combinaison de ces deux actions résulte une déviation qui augmente avec l'intensité du courant et que l'on prend pour mesure de cette intensité. Les appareils qui servent à cette mesure s'appellent *galvanomètres;* dans ces instruments on enroule le fil où circule le courant un grand nombre de fois sur un cadre au centre duquel on dispose l'aiguille.

Électro-aimants. Télégraphe. — Si l'on enroule autour d'un barreau de fer ou d'acier un fil conducteur, et que dans ce fil on lance un courant, le barreau devient un aimant dont le pôle nord se trouve à gauche du courant ; l'aimantation ainsi produite est très puissante. Dans le fer doux elle cesse quand le courant cesse, dans l'acier elle persiste après l'interruption du courant.

Cette propriété du fer doux d'acquérir sous l'influence du courant électrique des propriétés magnétiques qui disparaissent avec le courant est le principe de la télégraphie. Si d'un lieu A on veut produire un signe conventionnel en un lieu B distant de A, on établit entre A et B un circuit conducteur dans lequel on intercale en A une pile, un interrupteur, et en B un électro-aimant devant lequel on dispose une armature mobile de fer doux. Lorsque en A on lance un courant, l'électro-aimant acquiert une aimantation qui persiste pendant toute la durée du passage du courant et cesse avec lui ; pendant ce temps, la pièce mobile est attirée, et ces mouvements servent de signal.

Induction. — Un courant qui *prend naissance* ou qui *cesse* détermine dans un circuit voisin la production de courants qui sont respectivement de *sens contraire* et de *même sens* que le courant principal ; ces courants sont dits courants d'induction ou induits. Le courant primitif s'appelle courant inducteur.

Un courant qui s'approche, un courant qui s'éloigne d'un circuit font naître des courants induits, inverse dans le premier cas, direct dans le second.

L'approche, l'éloignement, la création, la destruction d'un aimant produisent dans un circuit voisin des courants induits.

D'une manière générale, le déplacement d'un circuit conducteur dans un champ magnétique détermine dans le circuit une force électromotrice d'induction dont le sens se détermine aisément par la règle suivante : « Dirigez le pouce de la main droite dans la direction de la vitesse, l'index suivant le sens des lignes de force, et le médium donnera le sens du courant induit. » La force électromotrice induite est proportionnelle à l'intensité du champ magnétique et à la vitesse du déplacement. Elle est nulle quand le circuit se meut parallèlement aux lignes de force, maxima quand il se meut dans une direction perpendiculaire.

Machines magnéto et dynamo-électriques. — La production des courants induits par le déplacement d'un circuit dans un champ magnétique permet de transformer le travail mécanique en énergie électrique. Ce déplacement demande du travail mécanique car, d'après une loi trouvée par Lenz, la force électromotrice induite est telle que les forces électro-magnétiques qui prennent naissance par l'action du champ sur le courant induit tendent à s'opposer au mouvement qui le produit ; il en résulte que l'agent qui effectue le déplacement de l'induit doit dépenser un travail en luttant contre les forces électro-magnétiques. Ce travail se retrouve dans l'énergie du courant induit. Les appareils qui servent à transformer l'énergie mécanique en énergie électrique sont appelés des *machines électriques*.

Ces machines se partagent en machines à courants continus et machines à courants alternatifs. Les machines de l'une et l'autre catégories se partagent en deux classes. Dans les unes le champ magnétique dans lequel se déplace l'induit est produit par des aimants fixes, ou des électro-aimants excités par un courant étranger à celui de la machine elle-même; ce sont les machines magnéto-électriques. Dans les autres, le champ est produit par des électro-aimants excités par le courant même de la machine; ce sont les machines dynamo-électriques, ou par abréviation les *dynamos*.

Parmi les machines à courants continus, c'est-à-dire des machines dans lesquelles la force électro-motrice conserve un sens invariable, il y a lieu de distinguer encore d'autres types de machines. Dans la dynamo en série, le fil de l'électro-aimant et celui de l'induit constituent un seul et même circuit. Dans la dynamo en dérivation, une partie seulement du courant extérieur traverse le fil de l'électro-aimant : pour cela, les extrémités de ce fil sont fixées en deux points du circuit induit, ou, comme l'on dit, en dérivation sur le circuit extérieur, ainsi que le montre la figure 27. Le courant induit I se partage en deux parties: l'une i_1 actionne l'électro-aimant, l'autre i_2 passe dans le circuit extérieur. Le rapport de ces deux intensités i_1 i_2 varie avec la résistance du circuit extérieur. Quand elle augmente, i_1 augmente; quand elle diminue, i_1

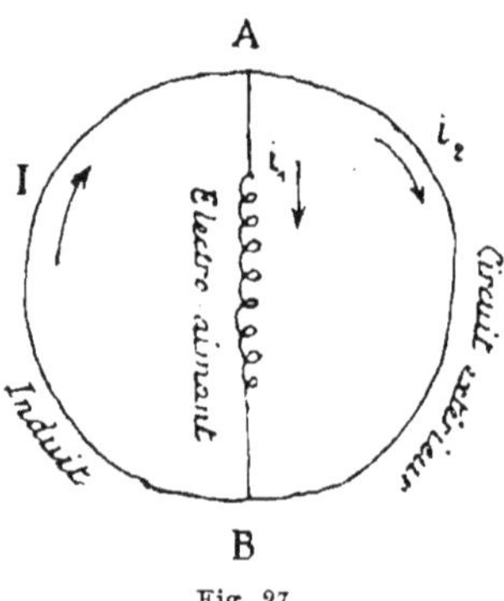

Fig. 27.

diminue. Les variations de i_1 produisent des variations de même sens de l'intensité du champ et par suite des variations de même sens de l'intensité totale du courant induit. L'intensité totale I varie donc dans le même sens que la résistance du circuit extérieur. On conçoit que la dérivation compense dans une certaine mesure les variations d'intensité dans le circuit extérieur dues aux variations de résistance, accidentelles ou voulues.

Dans la dynamo *compound*, sur l'électro-aimant sont enroulés deux fils, l'un en dérivation sur l'induit, l'autre sur le trajet même de l'induit. Les machines en dérivation et compound sont très employées dans l'éclairage électrique, où il est nécessaire de réaliser une intensité constante malgré les variations de résistance produites par l'intercalage d'un nombre plus ou moins grand de lampes dans un circuit.

Dans la pratique on emprunte l'énergie mécanique à un moteur hydraulique ou autre. D'une manière générale, une machine électrique comprend un certain nombre d'organes essentiels dont les formes varient dans les différents types : une série de bobines enroulées sur un noyau de fer doux, *l'âme*, mobiles entre l'épanouissement des pôles de l'électro-aimant, ou pièces polaires et qui constituent le circuit ou *armature* induit ; l'espace compris entre les pièces polaires et le noyau de l'induit, qui constitue la partie utile du champ, s'appelle *l'entrefer* ; un certain nombre de bobines inductrices enroulées autour des noyaux des électro-aimants, noyaux qui reposent sur un bâti de fonte, les *culasses*, qui porte la machine; enfin, les *balais* et le *collecteur* ou *commutateur* qui servent à recueillir le courant, ou le redresser quand il y a lieu.

Machine Gramme. — Le type primitif des machines à courants continus est la machine Gramme. L'induit consiste en une série de bobines enroulées les unes à côté des autres sur un anneau de fer doux (fig. 28).

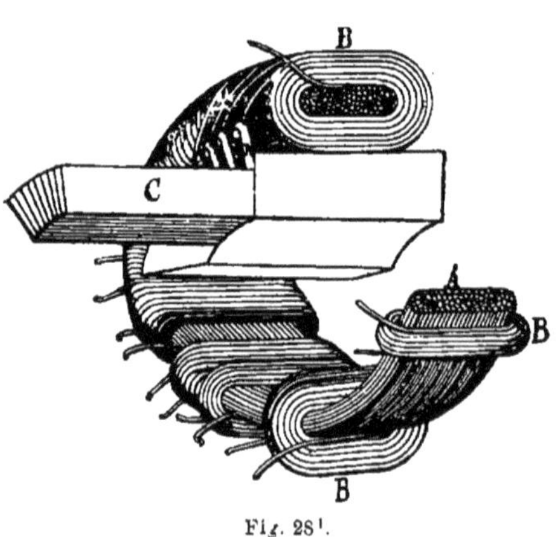

Fig. 28[1].

L'extrémité du fil de chaque bobine est réunie au commencement du fil de l'autre et les deux bouts réunis sont soudés à une lame métallique fixée sur l'arbre de la machine. Les différentes lames sont isolées les unes des autres, et isolées aussi de l'arbre. Les bobines forment ainsi un circuit continu. L'anneau est mobile dans le champ d'un aimant puissant dont les armatures s'épa-

1. Les figures 28, 29, 31, 32, 33 et 34 sont empruntées au *Cours d'électricité* de Leblond.

nouissent de façon à épouser la forme de l'induit. Les lignes de force qui partent de l'un des pôles pour aboutir à l'autre pénètrent en majeure partie dans l'âme de l'induit (fig. 29). Leur direction est indiquée par les flèches. Pour nous faire une idée du fonctionnement de

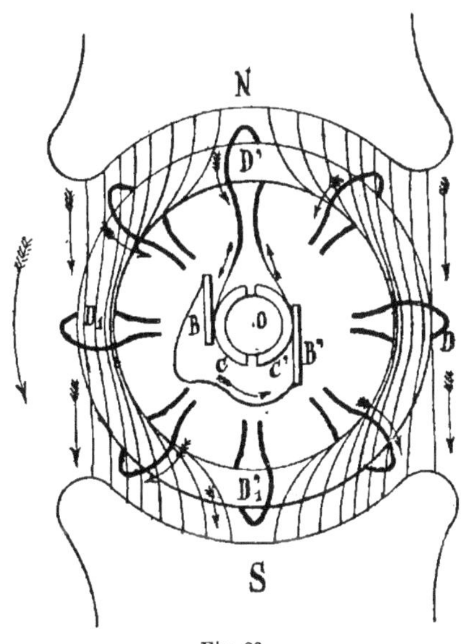

Fig. 29.

la machine, supposons l'induit constitué par une seule boucle qui, par le mouvement de l'anneau, se déplace dans le champ. En D' où le champ est perpendiculaire au déplacement de la boucle, la force électromotrice induite est le plus intense. Elle diminue jusqu'en D_1 où elle est nulle. Dans tout l'intervalle de D' à D_1, elle reste de même sens; il suffit pour le voir et trouver ce sens d'appliquer la règle énoncée plus haut. De D_1 à D'_1 et D on verra de même que la force électromotrice induite a le même sens dans tout le parcours, mais que ce sens est inverse du précédent. Elle varie d'ailleurs de zéro à zéro en passant par sa valeur maxima en D'_1. De part et d'autre du plan vertical DD_1 les forces électromotrices induites sont inverses. Si au lieu d'une boucle on en a un très grand nombre, communiquant entre elles, les forces électromotrices d'un même côté du plan DD_1 sont de même sens et s'ajoutent. D'un même côté de ce plan, la force électromotrice varie évidemment avec le rang de la boucle, mais on conçoit que par la symétrie de la construction il y a toujours le même nombre de boucles d'un côté du plan et dans les mêmes positions; et que, par conséquent, la somme des forces

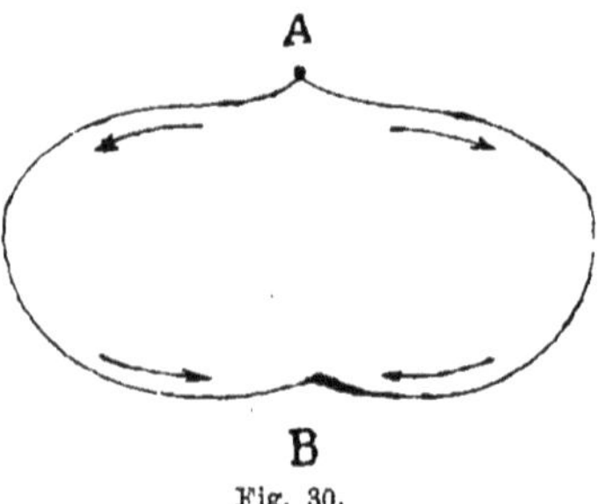

Fig. 30.

électromotrices puisse rester à peu près constante. Il en est de même de l'autre côté du plan DD_1 où la somme des forces électromotrices a un sens opposé à la précédente. Si l'on suppose le circuit de la machine développé, on peut représenter les faits par la figure ci-dessus. Les courants induits dans les deux régions que sépare le plan DD_1 sont tels qu'ils convergent tous deux au point B et divergent tous deux du point A, A et B étant les deux lames conductrices de l'axe situées dans le plan vertical DD_1. Tout se passe comme si A et B étaient les pôles de deux piles réunies par leurs pôles de même nom. Donc le courant produit dans le circuit extérieur aboutissant aux points A et B sera la somme des courants induits dans les deux parties de l'anneau. En A et B on dispose des balais métalliques qui servent à recueillir les courants.

Machines Schuckert et autres. — M. Schuckert construit un type de machine dynamo-électrique à courant continu qui ne diffère de la machine Gramme que par la forme de l'anneau. Si l'on imagine que l'on augmente de beaucoup le diamètre de l'anneau et qu'on l'aplatisse, on aura l'anneau Schuckert. La machine Henrion se rattache à ce type.

Machine Siemens. — Dans la machine Siemens l'induit est constitué par une série de bobines rectangu-

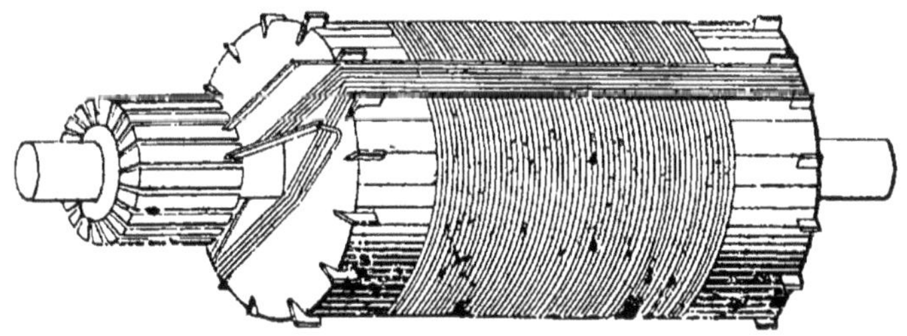

Fig. 31.

laires sans noyau, que l'on fait tourner suivant la parallèle au grand côté menée par le centre du rectangle, l'axe de rotation étant perpendiculaire aux lignes de force du champ (fig. 31).

Dans certaines machines, où l'on emploie l'armature Siemens, on enroule le fil des bobines rectangulaires induites sur un tambour de fer doux. Dans tous les induits à noyaux de fer, celui-ci sert à concentrer les lignes de force dans la région où l'induit se déplace.

Il convient de citer les machines Brush et Thomson-Houston.

Machines à courants alternatifs. — Dans les machines à courants alternatifs, les courants développés par le mouvement de l'induit dans le champ sont alternativement de sens contraires. Dans les applications, il est quelquefois nécessaire que le courant dans le circuit extérieur soit continu (électrolyse); pour cela on emploie une disposition spéciale qui permet de renverser le courant quand il change de sens : c'est le *commutateur*.

D'autres applications industrielles, au contraire, l'éclairage électrique par exemple, ne nécessitent pas le redressement du courant. On a dans le circuit extérieur un courant qui change de sens un grand nombre de fois dans un tour de l'induit. Les principaux types de machines sont : les machines Gramme, Siemens, Zipernowski, etc. Il y a toujours un induit formé d'un certain nombre de bobines, et un inducteur constitué par des électros excités par une machine étrangère. Tantôt l'induit est fixe, tantôt c'est l'inducteur.

Réversibilité des machines électriques. — Les machines électriques peuvent être utilisées à deux fins : 1° elles peuvent, ainsi que nous l'avons dit, transformer l'énergie mécanique en énergie électrique. Dans ce cas, on dit qu'elles fonctionnent comme *génératrices;*

2° La loi de Lenz nous a appris que lors de la production d'un courant induit par le déplacement d'un circuit dans un champ, le sens du courant est tel que les actions électro-magnétiques qui prennent naissance tendent à s'opposer au mouvement. Donc le mouvement de l'induit est gêné par l'existence de ces forces électro-magnétiques. Par conséquent, si dans une machine au repos, on lance le courant d'une pile ou d'une autre machine, de telle sorte que le sens du courant dans l'induit soit le même que précédemment, ces forces électro-magnétiques produiront le déplacement de l'induit en sens contraire. On peut donc de cette façon, à l'aide d'une machine électrique, transformer l'énergie électrique en énergie mécanique. La machine ainsi utilisée fonctionne comme *réceptrice.* Cette réversibilité des machines est le principe du *transport de la force à distance.*

Transport de la force à distance. — Supposons qu'en un lieu A on dispose d'une énergie mécanique, une chute d'eau par exemple. On peut employer cette chute à actionner des machines dynamo-électriques en A et conduire le courant de celles-ci au moyen d'un circuit conducteur dans d'autres machines électriques installées en un autre lieu B. Les machines B prendront un mouvement de rotation et transformeront l'énergie électrique produite en A en énergie mécanique. Dans ces conditions, le *rendement* est le rapport de l'énergie mécanique produite en B à l'énergie électrique produite en A. Une partie de l'énergie électrique est employée à échauffer le circuit; la résistance de celui-ci diminue donc le rendement. On conçoit que le rendement est d'autant plus petit que la distance des points A et B, et par suite la résistance du circuit, est plus grande.

Transformateurs. — Nous avons déjà dit que l'énergie d'un courant d'intensité I produit par une force électromotrice E est mesurée par le produit E I. Il est possible d'augmenter l'un des facteurs à condition de diminuer l'autre : on y arrive par l'emploi des *transformateurs,* dans lesquels, au lieu d'utiliser directement le courant alternatif, on l'emploie à exciter un courant de même nature dans un circuit voisin. Pour faire comprendre l'utilité de la transformation, il nous suffira de remarquer qu'il y a un avantage économique considérable à transporter la même quantité d'énergie sous une force électromotrice considérable avec une faible intensité.

Les conducteurs devront être de petite section, l'établissement de la ligne se fera dans les conditions du maximum d'économie.

Le transformateur comprend un circuit primaire et un circuit secondaire. Dans un type très employé, les deux circuits sont enroulés ensemble sur un anneau de fer doux; dans un autre, les deux circuits constituent l'anneau, et c'est sur leur ensemble que l'on enroule un fil de fer. (Zipernowski, Gibbs, etc.).

La théorie montre que l'intensité du courant secondaire est sensiblement égale à celle qu'y donnerait la force électromotrice primaire réduite dans le rapport du nombre de tours du circuit secondaire à celui du circuit primaire. On s'arrange de façon que ce rapport soit très petit.

L'énergie est transportée le long de la ligne sous une forte tension. Il est nécessaire, au point de vue de la sécurité, de prendre de grandes précautions pour le parfait isolement de la ligne. Au point de vue de l'utilisation de l'énergie, le transformateur réduit cette tension, en augmentant l'intensité, au-dessous des limites dangereuses.

Appareils de mesure. — Dans les applications de l'électricité il est indispensable de pouvoir mesurer les intensités et les forces électromotrices, car l'utilisation de l'énergie électrique, pour s'effectuer dans de bonnes conditions, doit s'effectuer entre certaines limites d'intensité et de tension, variables suivant les circonstances.

Dans l'éclairage électrique, par exemple, il doit exister une différence de potentiel (ou tension) comprise entre 40 et 50 volts, entre les deux charbons. Dans les lampes à incandescence du type Edison, il faut une intensité voisine de 1 ampère et une force électromotrice de 110 volts environ.

Dans les transports de force à distance on emploie des forces électromotrices très élevées, de plusieurs milliers de volts.

Les appareils employés industriellement pour les mesures d'intensité et de force électromotrice sont appelés respectivement des *ampèremètres* ou des *voltmètres*.

Le principe de ces appareils est le même. Dans le modèle construit par M. Henrion, on utilise la propriété du fer doux de se déplacer dans un champ magnétique vers les points du champ où la force magnétique a la plus grande intensité. Le champ magnétique est produit par le passage du courant (ou d'une fraction du courant) à mesurer dans une bobine au milieu de laquelle est disposée excentriquement une lame de tôle recourbée très légère dont les mouvements sont amplifiés au moyen d'une aiguille fixée à la lame, mobile autour d'un axe parallèle à celui de la bobine. L'aiguille se ment sur un cadran divisé. Une simple lecture donne en volts et en ampères la force électromotrice et l'intensité du courant.

Dans les ampèremètres, la bobine est formée d'un fil gros et court, de résistance très faible, que l'on installe sur le courant dont on veut mesurer l'intensité. L'introduction de cette résistance très petite n'altère pas sensiblement l'intensité.

La bobine du voltmètre, au contraire, est faite d'un fil long et fin, que l'on installe entre les deux points dont on veut mesurer la différence de tension. La force électromotrice ou tension entre les deux points est proportionnelle à l'intensité du courant de dérivation qui passe dans le voltmètre et à la résistance (loi de Ohm).

La télégraphie emploie pour les mesures d'intensité, de force électromotrice, des galvanomètres dont nous avons déjà donné le principe et qui sont des appareils d'une extrême sensibilité, qui ne peuvent servir que pour les intensités très faibles.

On emploie aussi des compteurs d'électricité, servant à la mesure de la quantité d'électricité débitée dans un temps donné. Elle s'évalue en coulombs, le coulomb étant la quantité d'électricité débitée par un ampère dans une seconde. Le compteur d'Edison est fondé sur la loi de l'électrolyse ; le poids de métal déposé lors de la décomposition d'un sel par le passage d'un courant est proportionnelle à la quantité d'électricité qui a passé.

Téléphone. — Le téléphone se compose en principe d'une plaque vibrante de fer doux très légère fixée à petite distance d'un aimant autour des pôles duquel est enroulé le fil d'une bobine. Si l'on parle devant la plaque, les vibrations de celle-ci l'approchant plus ou moins de l'aimant produisent des variations dans le magnétisme de celui-ci, variations qui développent des courants induits dans la bobine. Ceux-ci, transmis le long d'une ligne téléphonique, sont reçus dans la bobine d'un récepteur identique au transmetteur, produisent des variations du magnétisme de l'aimant et des attractions et répulsions de la lame vibrante, de telle sorte que le mouvement vibratoire de la lame du transmetteur se reproduit identiquement dans celle du récepteur. Les sons émis au départ sont perçus à l'arrivée.

En réalité, dans la téléphonie pratique, sur les bobines sont enroulés deux fils : dans l'un on lance le courant d'une pile et l'on utilise les courants induits produits par les variations d'intensité dans le circuit primaire. Sur le circuit, on installe un microphone, c'est-à-dire un appareil destiné à renforcer les sons transmis. Le principe de cet appareil réside dans les variations de résistance des contacts imparfaits. Le courant de la pile passe dans une série de baguettes de charbon constituant les échelons d'une petite échelle dont les montants sont également de charbon. Les barreaux reposent sur les montants au moyen d'une simple pointe. Par cette disposition, les moindres vibrations produites devant une plaque mince de bois à laquelle est fixée l'échelle, produisent un déplacement des baguettes, un contact plus ou moins parfait qui a pour conséquence une variation dans la résistance du circuit.

PRINCIPALES DYNAMOS EMPLOYÉES DANS L'INDUSTRIE.

Le mode de construction des dynamos ainsi que leurs propriétés respectives diffèrent sensiblement dans chacun des nombreux types employés dans l'industrie.

Leur description nous entraînerait trop loin, mais on peut les caractériser, dans une certaine mesure :

1° Par la forme de l'induit ou armature (anneau, tambour, disque ou sphère);

2° Par la disposition des inducteurs dont les pièces polaires sont placées soit sur le pourtour de l'armature (machines Gramme, Siemens, Edison, etc.), soit devant ses faces (machines Henrion, Deroziers, etc.).

L'action des inducteurs est d'autant plus intense que la section du fer doux est plus grande pour une longueur donnée.

Aussi, dans les machines à grande intensité, au lieu d'employer de longs inducteurs, on les répartit en plusieurs, très courts et disposés symétriquement sur le pourtour ou devant les faces de l'armature, les machines sont alors appelées *duplex*, *triplex*, *multiplex*.

Machines Gramme. — L'armature est un anneau. (Voir page 220.) Les inducteurs agissent sur le pourtour de l'anneau (fig. 32).

Ces machines sont très répandues. (Voir la fig. 32.) (La première machine Gramme était une magnéto très employée dans les laboratoires.)

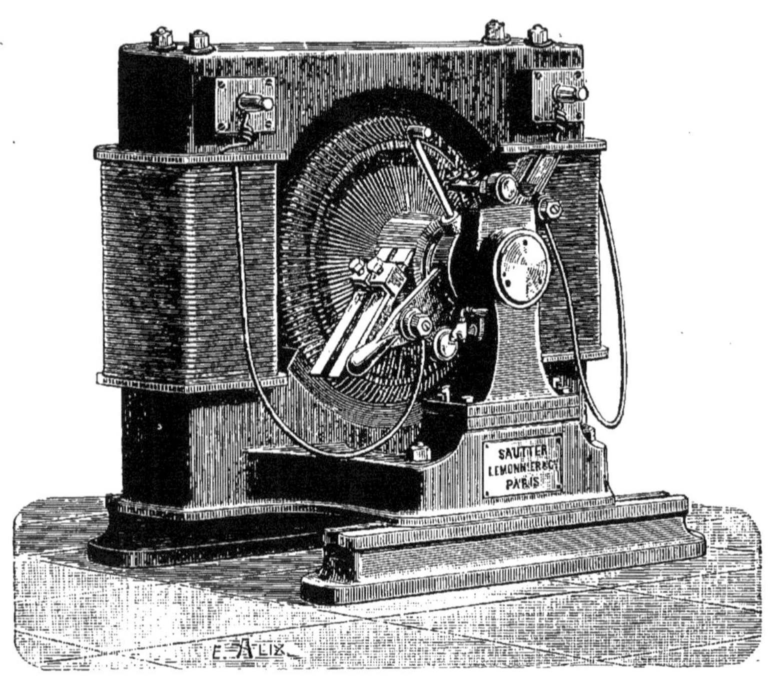

Fig. 32. — Machine Gramme.

Machine Siemens. — L'armature est un tambour. (Voir p. 222.) Les inducteurs agissent sur le pourtour du tambour (fig. 33).

Machine Henrion. — L'armature est un anneau Schuckert, de grand diamètre et très étroit. Les inducteurs agissent symétriquement sur les *faces* de l'anneau.

Machine Derozier. — L'armature est un tambour de grand diamètre en forme de disque, les inducteurs agissant sur les faces du tambour.

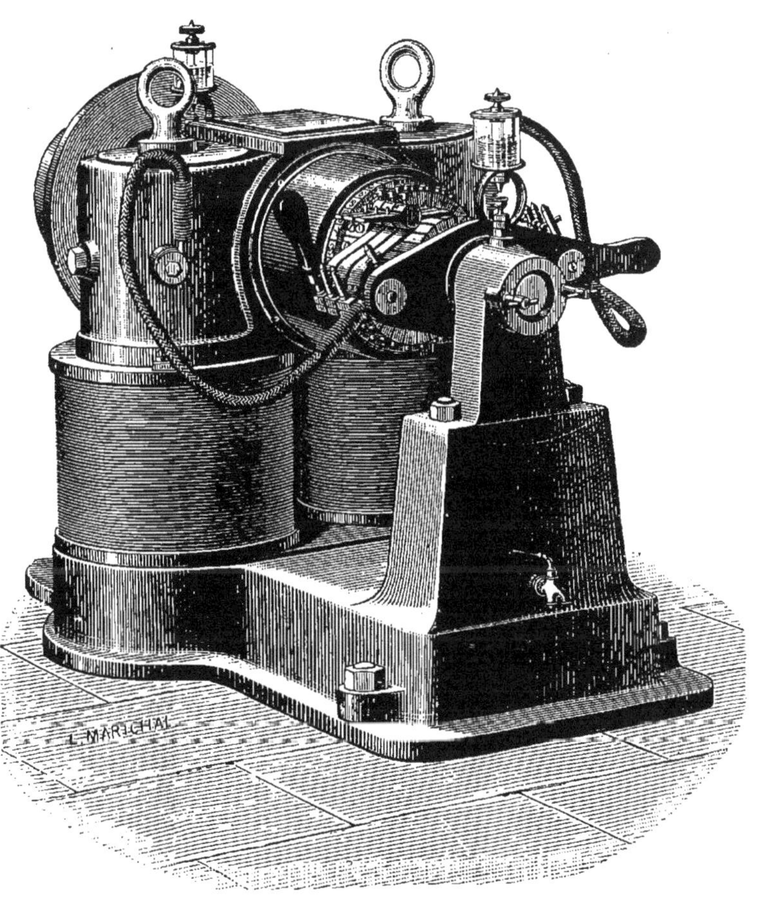

Fig. 33. — Machine Siemens.

Machine Rechniewski. — Dans l'armature et les inducteurs, l'emploi de lamelles légères de fer doux a permis de réduire au tiers le poids des machines. La vitesse nécessaire est aussi moins grande.

Machine Edison. — L'armature est un tambour, mais l'enroulement des bobines diffère de celui du tambour Siemens.

L'arbre est placé très près du sol, il y a peu de vibrations. Les inducteurs sont verticaux (fig. 34).

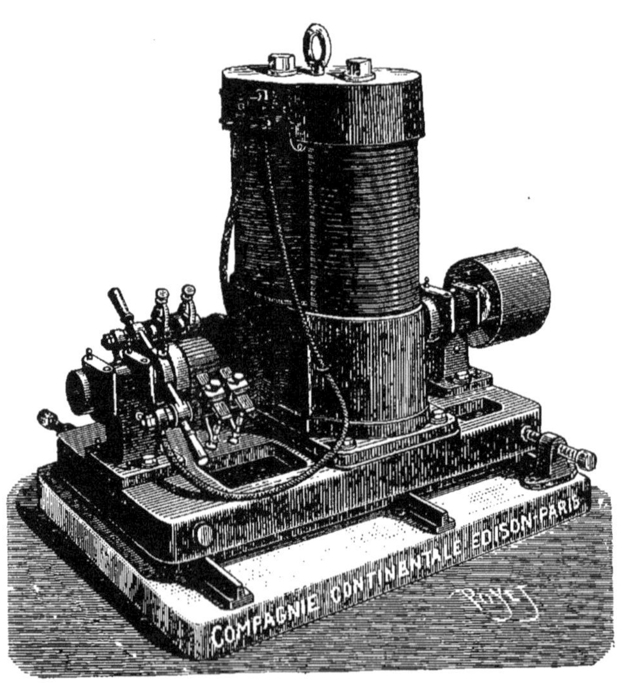

Fig. 34. — Machine Edison.

Machine Thomson-Houston. — La force électro-motrice reste toujours proportionnelle au travail qu'elle doit accomplir, grâce à un régulateur automatique agissant sur les balais. L'armature est en forme de sphère.

Conducteurs. — Les conducteurs sont en général des fils métalliques en fer, en cuivre ou en bronze ; l'expérience a prouvé que le cuivre est six fois plus conducteur que le fer ; de plus, il est moins oxydable. On appelle *canalisation* l'ensemble de tous les conducteurs.

Dans la plupart des cas, les conducteurs doivent être isolés au moyen d'une enveloppe en caoutchouc ou en gutta-percha.

Dans certains cas plusieurs fils sont tordus ensemble et constituent des câbles. Les *câbles* sont plus souples et se manient plus facilement que les fils rigides.

Plus la résistance du conducteur est considérable, plus il s'échauffe, or la résistance est inversement proportionnelle à la *section* du conducteur. Pour éviter l'échauffement il y a donc intérêt à augmenter la section des conducteurs, sans toutefois trop augmenter les frais d'installation. D'autre part, une augmentation accidentelle de la vitesse de la dynamo, augmentant l'intensité, un fil dont la section aurait été calculée trop économiquement pourrait s'échauffer, rougir et provoquer un incendie. L'expérience a prouvé qu'il n'est pas prudent de faire passer par millimètre carré de section un courant :

D'une intensité de plus de 6 ampères si le fil est nu ;

D'une intensité de plus de 2 à 4 ampères si le fil est isolé au coton ou au caoutchouc ;

D'une intensité de plus de 0,75 à 1,5 ampère si le conducteur est un câble à grand isolement.

D'après la quantité d'ampères à faire passer on déduira le diamètre des conducteurs.

TENSION ET INTENSITÉ DES DIVERS COURANTS LES PLUS EMPLOYÉS DANS L'INDUSTRIE.

Galvanoplastie. — La tension varie suivant les résistances à vaincre de un demi-volt à 3 volts.

L'intensité est proportionnelle au nombre de grammes de métal à déplacer pendant un temps donné.

Éclairage par arc. — Les tensions à employer varient de 47 à 55 volts[1]. L'intensité est proportionnelle au nombre de *bougies* (la bougie française vaut 0,154 de lampe Carcel). On peut admettre que 1 ampère peut produire dans une lampe à arc une lumière équivalente à 330 bougies environ.

Éclairage par incandescence. — L'expérience a prouvé que la tension la plus avantageuse est de 100 à 120 volts ; généralement on emploie la tension de 110 volts. Dans ces conditions, la lampe ordinaire équivalente à 16 bougies absorbe un courant d'une intensité de 0,6 ampère.

Électro-métallurgie. — On emploie des courants de grande intensité et d'une tension qui varie d'après les résistances à vaincre.

---

1. Si les arcs sont montés en dérivation et non en tension, il faut environ 70 volts.

Transports de force. — Pour diminuer les frais d'installation des conducteurs, on emploie des courants de faible intensité et de haute tension (de 1,000 à 5,000 volts).

A partir de 2,000 volts, les dynamos ne peuvent plus *redresser*[1] les courants et ceux-ci doivent être *alternatifs*.

Quand le courant transporté doit être employé sous forme d'énergie chimique ou électrique, et non pas d'énergie mécanique, il faut, à l'arrivée, le *transformer* suivant les besoins, au moyen du *transformateur*. (Voir page 226.)

Exemple : Soit à employer pour la galvanoplastie un courant transmis de 1 ampère d'intensité sous une tension de 1,000 volts, on le transformera en un courant de 1,000 ampères sous tension de 1 volt.

Si on veut l'employer pour l'éclairage par incandescence, on le transformera en un courant de 100 ampères sous une tension de 100 volts. De telle façon que toujours le produit des ampères par les volts donne un nombre de watts constant (dans le cas considéré 1 A × 1,000 V = 10,000 W).

Ce cas se présente fréquemment dans la distribution de l'éclairage à distance par les usines centrales d'éclairage électrique.

Court-circuit. — On appelle ainsi un conducteur de résistance presque nulle réunissant par accident les

1. A haute tension il n'est plus possible d'isoler suffisamment entre eux les différents secteurs du commutateur.

deux conducteurs positif et négatif, ou les pôles du générateur. Le courant électrique abandonne son circuit habituel pour profiter de ce circuit fortuit le long duquel, aucune précaution de sûreté n'étant prise, il peut produire des accidents graves.

Les courts-circuits sont généralement constitués par une pièce métallique réunissant deux conducteurs.

Distribution de l'électricité. — Le problème de la distribution de l'électricité peut être énoncé de la manière suivante : Étant donné un ensemble d'appareils, lampes, moteurs, etc., alimentés par une même source d'électricité, maintenir constant par des moyens automatiques le travail effectué dans chaque appareil, lorsqu'on en fait varier le nombre ou lorsque l'on fait varier l'énergie produite par certains d'entre eux.

En général, les différents appareils ne sont pas intercalés sur le même circuit, mais sur des circuits secondaires en *dérivation* qui réunissent en différents points les conducteurs principaux reliés aux balais. On peut ainsi à volonté interrompre le courant de tel ou tel circuit secondaire et arrêter le passage du courant dans un appareil donné, sans pour cela interrompre le courant dans le reste de la canalisation.

APPAREILS DE MARCHE ET DE SURETÉ.

Interrupteur. — Appareil servant à ouvrir ou fermer le circuit en un point quelconque de la canalisation.

Commutateur. — Appareil servant à faire passer le courant sur l'un quelconque des circuits reliés à cet instrument. (Ne pas confondre avec les commutateurs placés sur l'arbre des machines.)

Inverseur. — Sert à faire passer le courant positif sur le conducteur où passait le courant négatif et réciproquement.

Régulateur de courant ou Rhéostat. — Appareil servant à maintenir l'intensité constante par l'introduction ou la suppression de résistances supplémentaires (employé pour le fil inducteur des dynamos et pour le réglage des lampes à arc).

Coupe-circuit. Appareil de sûreté. — Il se compose essentiellement d'une lame de métal *très fusible* intercalée sur le passage du circuit. Si par suite d'une augmentation de vitesse ou d'un court-circuit un conducteur vient à chauffer, le métal fusible fond et interrompt automatiquement la communication avant qu'un accident ait pu se produire.

Indicateur de marche. — Aiguille aimantée indiquant sur un cadran si un courant passe oui ou non dans un conducteur.

Voltamètres-régulateurs de Reyniers. — Appareils analogues aux accumulateurs, placés dans le circuit, admettant un courant de charge toutes les fois que la tension dépasse un nombre de volts donné, restituant le courant au circuit quand la tension descend au-dessous de ce nombre de volts.

La tension d'un voltamètre ne dépasse pas 2,35 volts. Il faut donc dans la plupart des cas avoir recours à une *batterie* de voltamètres dont la tension totale égale celle du générateur.

Les accumulateurs peuvent remplir le même but, avec cette différence que la tension des accumulateurs ne dépasse pas deux volts.

Dangers de l'électricité. — Les courants à haute tension peuvent produire des effets physiologiques extrêmement graves, foudroyer ou blesser grièvement toute personne qui, par accident, mettrait en contact les deux conducteurs négatif et positif. Les courants alternatifs sont particulièrement dangereux et il importe que, sur leur parcours, toutes les précautions nécessaires soient prises pour prévenir les accidents.

D'autre part, nous avons vu que l'échauffement des conducteurs, la production de courts-circuits, peuvent provoquer des incendies. Pour les prévenir, il est bon d'avoir recours aux mesures préventives données ci-dessous.

Instructions générales pour l'établissement des appareils de lumière électrique, rédigées sous le patronage du Syndicat professionnel des industries électriques.

Machines. — Art. 1. — Les machines dynamo-électriques ne doivent pas être installées dans les locaux où peuvent pénétrer soit des substances explosives, soit des poussières inflammables. Ces locaux sont réputés dangereux.

Elles doivent être tenues dans le plus grand état de propreté.

L'interposition d'une couche isolante de bois entre la machine et son massif de fondation est une bonne précaution ; il est convenable que le massif soit assez élevé pour que le collecteur et les balais soient bien à portée de la main.

On doit prendre toutes les dispositions générales nécessaires pour qu'aucun objet métallique ne puisse mettre en contact les pôles opposés de la machine. Il est recommandé notamment de ne pas se servir pour le graissage de burettes en fer.

Tableau de distribution. — ART. 2. — Dans le cas où l'installation comporte des tableaux de distribution, les conducteurs réunissant les machines aux tableaux de distribution doivent être isolés et les tableaux écartés des murs ou cloisons en maçonnerie par une couche d'air de huit centimètres au moins. Les attaches des câbles et fils conducteurs doivent autant que possible être apparentes sur la face des tableaux. Il est interdit de placer ces tableaux dans les locaux dits dangereux (art. 1er). On doit prendre aussi les dispositions générales nécessaires pour qu'aucun objet métallique ne puisse mettre les conducteurs en court-circuit.

Conducteurs en plein air. — ART. 3. — Les fils employés en plein air peuvent être nus. Dans ce cas, ils seront placés sur isolateurs en porcelaine, ou autre substance équivalente comme isolement, et attachés à ces isolateurs. Ils seront écartés le plus possible des masses métalliques telles que gouttières, tuyaux de descente, etc. S'ils passent nécessairement à moins de dix centimètres de ces masses, ils doivent en être séparés par un isolant convenable.

L'entrée dans les bâtiments des fils venant de l'extérieur se fera de bas en haut, de manière à éviter la pénétration de l'eau de pluie le long du fil.

Les fils nus seront placés hors d'atteinte et disposés de manière que les fils d'aller et de retour du courant ne puissent être mis en contact accidentellement.

Conducteurs intérieurs. — Art. 4. — 1° Locaux ordinaires :

A l'intérieur des maisons d'habitation, les fils nus sont proscrits d'une manière absolue.

Ils le sont également dans tous les locaux dits dangereux (art. 1er).

Dans tous les autres cas où leur emploi peut être admis, on se conformera aux prescriptions de l'article 3.

Les fils isolés peuvent être apparents ou logés dans des bois rainés.

Les fils isolés apparents seront écartés des murs et rigidement fixés sur des taquets en bois ou autre matière isolante. Exception toutefois peut être faite dans les étages des maisons d'habitation où les murs et les cloisons sont suffisamment secs ; là, les fils pourront être fixés directement sur les murs.

De même, ils pourront être fixés directement sur toutes les pièces apparentes de bois faisant partie des clôtures à l'intérieur des locaux très secs.

Tous les conducteurs dans lesquels circulera un courant de plus de 10 ampères seront fixés de telle sorte que le fil d'aller et celui de retour ne puissent jamais venir en contact.

Les conducteurs parcourus par un courant de moins de 10 ampères, pourront être placés côte à côte, à la condition qu'ils soient bien isolés.

Conducteurs logés dans les bois rainés. — ART. 5. — L'emploi des bois rainés est proscrit dans les locaux humides.

Si les murs et cloisons sont assez secs pour que l'installation puisse être faite en plaçant les conducteurs dans des bois rainés fermés par un couvercle, leur écartement pourra être quelconque. Toutefois, on ne devra jamais placer les fils d'aller et de retour dans la même rainure.

Les bois rainés sont recommandés comme protection mécanique des conducteurs beaucoup plus que comme protection électrique.

Locaux humides. — ART. 6. — Dans les locaux humides, soit naturellement, soit par nécessité de métier, les conducteurs seront placés sur isolateurs et rigidement tendus, de façon qu'il ne puisse y avoir contact, ni entre les fils, ni entre les fils et les murs.

Toutefois, on pourra appliquer directement sur les

murs les conducteurs sous plomb, sans limite d'écartement entre eux.

Traversée des murs et des planchers. — ART. 7. — A la traversée des murs et des planchers, les fils doivent toujours être isolés, et leur isolement mécaniquement protégé. Il en est de même partout où les fils sont exposés à être détériorés par le frottement ou toute autre cause destructive.

Conducteurs doubles. — ART. 8. — Des conducteurs doubles, renfermant les deux fils sous une même enveloppe, peuvent être employés dans tous les cas, mais l'isolement électrique des deux âmes doit être parfaitement assuré, ainsi que leur écartement.

Retour par la terre ou les masses métalliques. — ART. 9. — L'usage de la terre, des conduites d'eau ou de gaz et des charpentes métalliques comme conducteur de retour est interdit.

Échauffement des conducteurs. — ART. 10. — Dans chacune des sections du circuit, le diamètre des fils doit être en rapport avec l'intensité des courants, de telle sorte qu'il ne puisse se produire en aucun point du circuit un échauffement dangereux pour l'isolement du conducteur ou les objets environnants.

Les raccords directs de fil à fil et les raccords indirects par l'intermédiaire des coupe-circuit ou commutateurs, doivent être également établis de façon à ne pas introduire dans le circuit de partie faible au point de vue mécanique, ou présentant une résistance électrique dangereuse.

Interrupteurs et commutateurs. — ART. 11. — Des interrupteurs, permettant de couper le circuit dans les principales parties de l'installation, doivent être installés auprès de la machine et sur les principaux branchements.

Quand la rupture du courant peut donner lieu à un arc dangereux, il est nécessaire qu'un point d'arrêt existe à chaque position de repos et que les pièces de contact soient fixées sur une matière incombustible, telle que marbre, ardoise, etc.

Il est interdit de placer les interrupteurs ou commutateurs dans les locaux définis dangereux (article 1er).

Coupe-circuit. — ART. 12. — A partir de la machine et à tous les points de branchements, on doit interposer des fils fusibles ou coupe-circuit automatiques sur chacun des deux conducteurs du circuit, lorsque ces conducteurs sont parcourus par un courant de plus de 10 ampères.

Pour des courants plus faibles, les coupe-circuit peuvent n'être interposés que sur un seul des deux conducteurs; mais dans une installation, ils doivent être tous sur le même conducteur, soit d'aller, soit de retour.

Si plusieurs lampes sont groupées ensemble sur un

même lustre, les circuits doivent être subdivisés de telle sorte que nul branchement ne soit parcouru par plus de 10 ampères, et chaque conducteur de branchement sera pourvu d'un coupe-circuit.

Les coupe-circuit porteront une indication apparente du nombre d'ampères normal qui doit les traverser. Ils seront disposés de telle sorte que le métal fondu ne puisse pas être projeté au dehors.

Supports de lampes. — ART. 13. — Les supports de lampes, s'ils sont métalliques, seront isolés électriquement des fils et pièces parcourus par le courant. De plus, si l'on utilise, pour fixer les douilles des lampes, des appareils à gaz, les douilles seront isolées elles-mêmes de ces appareils.

On ne doit utiliser les appareils à gaz que si les dispositions nécessaires ont été prises pour que le gaz n'ait plus aucun accès dans les conduits desservant ces appareils.

Lampes à arc. — ART. 14. — Les lampes à arc ne doivent pas être installées dans les locaux qui renferment des substances explosives.

S'il existe des poussières inflammables ou si des matières inflammables sont placées sous les lampes à arc, celles-ci doivent être renfermées dans des lanternes complètement fermées, mais dont le dessus peut être en toile métallique.

Partout ailleurs, il est nécessaire de prendre des précautions telles que les parcelles de charbon incandescent qui peuvent tomber des lampes soient recueillies par un cendrier.

Lampes à incandescence. — Art. 15. — Les lampes à incandescence qui seraient placées dans des locaux définis dangereux (art. 1er) doivent être renfermées dans une lanterne ou dans une double ampoule, et la jonction entre la ligne et la lampe se faire à l'intérieur de cette ampoule.

Le renouvellement des lampes dans ces lanternes ne peut s'effectuer que lorsque le courant est interrompu dans le circuit qui les alimente.

Prescriptions générales. — Art. 16. — Il est spécialement recommandé de faire usage d'appareils qui permettent de se rendre compte d'une manière périodique ou continue de l'état d'isolement des circuits, et de faire rechercher et réparer tout défaut lorsqu'il vient à se manifester.

Réparations. — Art. 17. — Il est aussi recommandé aux propriétaires d'installations d'éclairage électrique de ne recourir qu'à des spécialistes expérimentés pour effectuer toutes les modifications ou réparations qui pourraient être nécessaires dans les conducteurs et appareils de leur installation.

IV. — MESURES POUR LA PROTECTION CONTRE LES ACCIDENTS DE FABRIQUE.

DANGERS DES ORGANES DE TRANSMISSION ET DE TRANSFORMATION DU MOUVEMENT.

Les différents organes de transmission et de transformation du mouvement peuvent chacun causer des accidents graves qu'il est nécessaire de prévenir.

La cause générale de ces accidents est la suivante : tout ce qui touche un organe en mouvement a une tendance à suivre ce mouvement, est entraîné, saisi, arraché. — Il suffit que la manche d'un vêtement se trouve engagée dans un engrenage pour que la main, le bras, voire même le corps soient entraînés à sa suite. Aussi, tout ce qui peut avoir prise sur les vêtements est-il dangereux.

Les *arbres* sont dangereux par leurs parties saillantes (têtes de clavette, manchons). Les courroies sont dangereuses à leur point de jonction et surtout aux points où elles viennent s'appliquer sur les poulies. Les engrenages sont dangereux partout et surtout vers le point où deux roues d'engrenage convergent.

Les bielles, les manivelles sont dangereuses à tous les points qu'elles atteignent dans leur parcours.

Précautions générales à prendre. — Il est indispensable que l'ouvrier, partout où l'appelle son travail, se trouve à l'abri de ces accidents. — Pour cela, il faut que les engrenages apparents soient recouverts de couvre-engrenages de métal, que les courroies et poulies soient autant que possible enveloppées d'une caisse légère, que l'espace dangereux qui entoure les bielles et manivelles soit rendu inaccessible par l'interposition d'un garde-fou. Enfin il faut qu'un règlement sévère interdise aux ouvriers de nettoyer leur machine pendant la marche.

Outre les mesures générales de précautions citées plus haut, il faut prévenir divers dangers propres à certaines machines industrielles plus particulièrement dangereuses. On peut diviser ces machines en quatre catégories :

1° Machines présentant des dangers d'*entraînement* analogues à ceux des organes de transmission.

2° Machines présentant des dangers d'*écrasement* ou de *coupures graves*.

3° Machines présentant des dangers de *chocs violents*.

4° Machines présentant des dangers de *fortes brûlures*.

Les mesures de précautions à prendre diffèrent suivant la nature des accidents à craindre.

PREMIÈRE CATÉGORIE.

On rencontre des machines dangereuses de la première catégorie dans les industries qui ont à *laminer* les matières à travailler et dans celles qui, pour faire suivre à ces matières un chemin donné, font usage soit de *table sans fin,* soit de *cylindres* de traction tournant l'un contre l'autre.

Les principales de ces industries sont les suivantes :

1° Usines travaillant les métaux. — *Aciéries. Ateliers de construction, etc.*

Machines dangereuses : *trains de laminoirs* formés par des couples de cylindres de traction qui entraînent, aplatissent, amincissent, laminent les divers métaux (fabrication des rails, des barres de fer, des tôles, etc.).

Machines à cintrer les tôles, qui offrent les mêmes dangers.

2° Filatures. — Machines dangereuses : cardes, peigneuses, bancs d'étirage, réunisseuses.

3° Teinture. Blanchiment. Apprêts. — Machines dangereuses :

Machines servant à *exprimer* l'excès des matières colorantes liquides ;

Machines à satiner les tissus ;

Machines à imprimer les tissus ;

Machines à gaufrer les tissus.

4° Fabriques de papiers, de papiers peints. Imprimeries.

Machines à papier ;

Calandres. Laminoirs ;

Machines à satiner, à gaufrer le papier ;

Machines à imprimer les papiers peints ;
Machines rotatives pour imprimer les journaux.

Précautions à prendre. — Les points dangereux sont ceux où convergent soit la table sans fin et le cylindre de pression, soit les deux cylindres de traction. D'une manière générale, il faut chercher à empêcher l'ouvrier d'y mettre la main ou de laisser ses vêtements s'y engager. Dans certains cas, on pourra disposer en avant du point de contact une légère lame de tôle ou de bois articulée. Dans d'autres cas, on place sur l'un des cylindres en avant du point de contact un léger rouleau de bois qui suit sans le gêner le mouvement de la matière en travail et qui, n'étant que *posé* et non fixé, n'a aucune force de traction et prévient les accidents.

IIe CATÉGORIE. — BLESSURES A CRAINDRE PAR ÉCRASEMENT OU PAR L'ACTION DE LAMES TRANCHANTES.

Les machines qui peuvent provoquer de pareilles blessures se rencontrent dans toutes les industries qui ont à comprimer ou à façonner la matière en travail par pression ou par choc, à la découper ou à la rogner.

Nous citerons parmi les plus fréquemment employées :

Ateliers de construction :
Les *marteaux-pilons ;*
Les *machines à cisailler ;*

Les *machines à poinçonner* ;

Les *machines à mortaiser*.

Fabriques de papier. Ateliers de reliure :

Les *massicots* ou machines à rogner le papier ;

Les *presses à genouillères* pour la dorure.

Ces différentes machines agissent par le déplacement de haut en bas de l'outil ou des lames tranchantes venant agir à un moment donné en un point donné.

Il faut qu'à ce moment l'ouvrier n'ait plus rien à faire à ce point, sous peine d'être surpris, écrasé ou mutilé.

Précautions à prendre. — L'ouvrier doit avoir sous la main le levier d'embrayage; dans certains cas, il faut l'obliger à arrêter la machine chaque fois qu'il met une nouvelle pièce en travail.

Dans les massicots, la *lame* étant arrivée au haut de sa course, la machine doit débrayer *automatiquement*. L'ouvrier peut, par suite, en toute sécurité enlever le papier coupé et le remplacer par d'autre. Il remet ensuite sa machine en marche aussitôt qu'il le juge bon.

IIIe CATÉGORIE. — MACHINES PAR LESQUELLES DES CHOCS SONT A REDOUTER.

Des chocs sont à redouter dans l'emploi des machines qui comportent des mouvements concentriques de pièces lourdes, des mouvements rapides de va-et-vient, des volants à grand développement dont certaines pièces font saillie.

Parmi ces machines nous citerons :

Les machines à vapeur. — (Boules du régulateur automatique, tête de bielle.)

Les étaux-limeurs. — (Ateliers de construction.)

Les métiers à tisser. — (Tissages mécaniques, jet de la navette.)

Les machines à glacer les tissus. — (Teintureries.)

La violence du choc est proportionnelle à la *masse* de la pièce en mouvement.

Le chemin que parcourt cette pièce en mouvement constitue la *zone dangereuse.*

Précautions à prendre. — Il faut, autant que les besoins du travail le permettent, entourer la zone dangereuse d'un garde-fou, ou d'une caisse de bois ou de grillage. Celle-ci doit pouvoir facilement s'enlever en cas de réparation.

IVe CATÉGORIE. — INDUSTRIES DANS LESQUELLES DES BRULURES SONT A CRAINDRE.

Ces brûlures peuvent être produites :

1° Par jets de vapeur surchauffée ou de liquides bouillants, dans les sucreries, les malteries, les machines à parer, à apprêter, à teindre les tissus, etc. ;

2° Par jets d'alcalis caustiques ou d'acides concentrés, dans les usines de produits chimiques, les raffineries de potasse, etc. ;

3° Par éclaboussures de métaux en fusion, dans les ateliers de moulage des métaux et des fonderies de caractères.

Précautions à prendre. — Dans les usines qui emploient la vapeur sous pression, tous les récipients de vapeur doivent porter le timbre de l'essai qui a dû en être fait par l'ingénieur des mines.

Dans les usines de produits chimiques, il faut avoir soin que les ouvriers ne puissent tomber dans des bacs de préparation.

Dans la manipulation des acides sulfurique et nitrique, il est bon d'avoir toujours à proximité de grandes quantités d'eau légèrement alcalines à jeter au besoin sur les brûlures produites accidentellement ; si l'on manipule au contraire des alcalis caustiques (potasse, soude, chaux vive), il faut avoir à portée, pour laver la plaie, de l'eau aiguisée d'acide citrique.

Dans les usines où l'on fond des métaux dans un creuset, il faut avoir soin de ne rien jeter d'humide dans ce creuset. La vapeur d'eau brusquement produite lancerait de tous côtés des jets de matière en fusion.

(Les mêmes précautions et pour les mêmes raisons doivent être prises avec l'acide sulfurique concentré.)

TROISIÈME PARTIE

NOTIONS DE DROIT PÉNAL

ET

D'INSTRUCTION CRIMINELLE

NOTIONS DE DROIT PÉNAL

DU DÉLIT EN GÉNÉRAL.

Contravention. — Délit. — Crime.

L'article 1er du Code pénal définit ainsi la contravention, le délit et le crime :

1° L'infraction que les lois punissent de peines de police, est une *contravention ;*

2° L'infraction que les lois punissent de peines correctionnelles, est un *délit ;*

3° L'infraction que les lois punissent d'une peine afflictive ou infamante, est un *crime.*

Le *délit en général,* dans son acception la plus étendue, désigne toute *violation de droit.* Mais ce mot est susceptible d'être employé dans un sens plus restreint, tant en droit civil qu'en droit pénal.

Ainsi, en droit civil, il désigne tout *préjudice* causé injustement à autrui avec intention, tandis que le *quasi-délit* indique seulement un préjudice causé injustement à autrui par suite de négligence ou d'imprudence.

En droit pénal, l'expression DÉLIT s'applique, dans son sens le plus étendu, à toute infraction à la loi pénale ; mais, dans un sens plus restreint, il désigne une infraction à la fois pénale commise avec intention, par opposition au mot *contravention,* qui désigne aussi une infraction à la loi pénale, mais de peu de gravité et le plus souvent commise sans intention.

La classification donnée par l'article 1er du Code pénal présente le double avantage de correspondre aux trois catégories de peines et aux trois catégories de tribunaux appelés à en faire l'application.

Définitions et distinctions des crimes. — Le *crime* est l'infraction que les lois punissent d'une peine *afflictive* ou *infamante.*

Il y a plusieurs sortes de crimes :

1° Crimes contre la sûreté de l'État;

2° Crimes contre la Constitution;

3° Crimes contre la paix publique;

4° Crimes des fonctionnaires publics dans l'exercice de leurs fonctions;

5° Résistance, désobéissance et autres manquements envers l'autorité publique. — Cette résistance n'est pas toujours qualifiée crime;

6° Crimes contre les personnes;

7° Crimes contre la propriété.

Tentative et commencement d'exécution. — La loi pénale ne punit que les actes contraires à la justice ou dangereux pour l'ordre social. Mais la simple pensée, ou le désir, ou même l'intention de commettre un de ces actes ne suffisent pas pour caractériser un délit, bien qu'à la vérité cette pensée, ce désir ou cette intention soient incontestablement contraires à la morale. Il faut, pour que la loi atteigne le coupable, que celui-ci ait produit un mal suffisant pour constituer le délit.

Toutefois, entre la première pensée de commettre un délit et la production du mal qui le caractérise, il existe le plus souvent toute une série d'actes intermédiaires que la loi réprime parce qu'ils sont à la fois contraires à la justice et dangereux pour l'ordre social : telle est la tentative.

On entend par *tentative* certains actes tendant à consommer le délit, mais n'ayant pas cependant produit tout le mal que leur auteur se proposait.

En ce qui concerne les tentatives de crimes, l'article 2 du Code pénal est ainsi conçu : « Toute tentative de crime qui aura été manifestée par *un commencement d'exécution*, si elle n'a été suspendue, ou si elle n'a manqué son effet que par des circonstances indépendantes de la volonté de son auteur, est considérée comme le crime même. »

A l'égard des tentatives de délits, l'article 3 porte que ces tentatives ne sont considérées comme délits que dans des cas déterminés par une disposition spéciale de la loi.

Enfin, aucun article du Code pénal ne se rapportant à la tentative de contravention, il en résulte que cette tentative n'est jamais punissable. — Et on conçoit qu'il en soit ainsi.

Des peines et de leurs effets. — La *peine* est le châtiment infligé par la loi à quiconque l'a enfreinte. Pour qu'une peine remplisse bien le but que la Société se propose, il faut qu'elle satisfasse à cette double condition : d'abord, qu'elle serve d'exemple; ensuite, qu'elle produise l'amendement moral du coupable.

Peines en matière criminelle. — Le Code pénal établit deux catégories de peines en matière criminelle :

1° Les peines afflictives et infamantes ;

2° Les peines seulement infamantes.

Peines afflictives et infamantes. — 1° La mort ; 2° les travaux forcés à perpétuité ; 3° la déportation ; 4° les travaux forcés à temps ; 5° la détention ; 6° la réclusion (art. 7).

Peines infamantes. — 1° Le bannissement ; 2° la dégradation civique (art. 8).

Les peines afflictives et les peines infamantes portent comme conséquence la privation des droits civils.

Peines en matière correctionnelle. — 1° L'emprisonnement à temps dans un lieu de correction ; 2° l'interdiction à temps de certains droits civils, civiques ou de famille ; 3° l'amende (art. 9).

Notions sur la culpabilité et la non-culpabilité. — Tout homme qui a librement et volontairement commis une violation de la loi est coupable. Si cette violation de la loi ne lèse que des intérêts privés et ne peut donner lieu qu'à une réparation civile, on dit qu'il y a *culpabilité civile.* Si, au contraire, cette violation de la loi intéresse le corps social et appelle une peine publique, on dit qu'il y a *culpabilité pénale.*

Lorsqu'une contravention a été constatée, l'auteur

de cette contravention encourt ordinairement la peine édictée par la loi, sans que l'on ait à rechercher quelle a été son intention et sans qu'aucune excuse puisse être admise. Au contraire, dans le cas d'un délit ou d'un crime, les juges doivent, le plus souvent, considérer deux choses : le fait et l'intention coupable, car si l'intention coupable n'existait pas, la culpabilité disparaît. Pour un même fait, il y a plusieurs degrés de culpabilité dépendant des circonstances particulières dans lesquelles le crime ou le délit s'est accompli. C'est pour cela que la loi a prévu un maximum et un minimum de peine.

La *culpabilité pénale* exige trois conditions :

1° La connaissance de l'injustice ou du mal commis ;

2° La liberté d'action ;

3° L'existence d'une faute érigée par la loi en délit.

Si l'une de ces trois conditions fait défaut, aucune peine ne peut être prononcée et il y a *non-culpabilité*.

ART. 64 du Code pénal, etc. — *Il n'y a ni crime, ni délit, lorsque le prévenu était en état de démence au temps de l'action, lorsque le prévenu a été contraint par une force à laquelle il n'a pu résister ; lorsque l'accusé est âgé de moins de seize ans, les juges ont à examiner s'il a agi* SANS DISCERNEMENT *ou* AVEC DISCERNEMENT.

ART. 327. — *Il n'y a ni crime ni délit, lorsque l'homicide, les blessures et les coups étaient ordonnés par la loi et commandés par l'autorité légitime.*

ART. 328. — *Légitime défense de soi-même ou d'autrui.*

Éléments constitutifs du délit. — On désigne sous le nom de CIRCONSTANCES AGGRAVANTES, certains faits accessoires inséparables du délit lui-même, et qui viennent en augmenter la gravité. Certaines circonstances aggravantes sont expressément prévues par la loi et donnent lieu à une augmentation de peine déterminée ; d'autres, au contraire, ne sont pas prévues et sont laissées à l'appréciation des juges.

Circonstances aggravantes générales. — 1° *Récidive ;* 2° *cas où des fonctionnaires ou officiers publics auraient participé à des crimes ou délits qu'ils étaient chargés de surveiller ou de réprimer.*

Circonstances aggravantes spéciales. — 1° *Guet-apens ;* 2° *circonstances concomitantes au délit ;* 3° *circonstances postérieures au délit.*

Excuses. — Les crimes ou délits peuvent aussi être précédés, accompagnés ou suivis de certaines circonstances capables de produire, soit une exemption, soit une diminution de peine. Lorsque ces circonstances ont été expressément prévues par la loi, elles prennent le nom d'*excuses.*

Il y a les excuses *absolutoires* et les excuses *atténuantes*. Les excuses absolutoires ont pour effet d'exempter de la peine, tout en laissant subsister la culpabilité ; dans ce cas, l'accusé n'est pas acquitté ; il est déclaré coupable, mais absous.

Les excuses *atténuantes* ont pour effet de réduire la peine. Elles se divisent en deux : excuses atténuantes générales, prévenu âgé de moins de 16 ans ; excuses atténuantes spéciales.

Circonstances atténuantes. — Les circonstances de nature à produire une atténuation de peine, non expressément définies par la loi, laissées à l'appréciation des juges, sont appelées atténuantes.

Complicité. Connexité. — Lorsqu'un même délit a été commis par plusieurs personnes à la fois, on dit qu'il y a eu *complicité*.

Inversement, lorsque plusieurs personnes ou même une seule ont commis plusieurs délits se rattachant les uns aux autres par des liens plus ou moins étroits, on dit qu'il y a *connexité*.

Auteurs, coauteurs, complices. — Celui qui a exécuté les actes physiques constituant le délit est l'*auteur ;* celui qui n'y a joué qu'un rôle secondaire, est le *complice*.

Pour exprimer que deux ou plusieurs individus sont au même titre les auteurs d'un même délit, on les désigne souvent sous le nom de *coauteurs*.

Récidive. — Il y a récidive, lorsqu'il a été rendu contre le contrevenant, dans les douze mois précédents, un premier jugement pour contravention de police commise dans le ressort du même tribunal.

NOTIONS D'INSTRUCTION CRIMINELLE

Action publique et action civile. — Le droit d'infliger une punition au coupable appartient à la société et fait l'objet de l'*action publique*.

Quant au droit d'obtenir *réparation du préjudice causé,* il appartient à la partie lésée et fait l'objet de l'*action civile*.

L'action pour l'*application des peines* n'appartient qu'aux *fonctionnaires* auxquels elle est confiée par la loi.

L'action en réparation du dommage causé par un crime, par un délit ou par une contravention peut être exercée par tous ceux qui ont souffert de ce dommage.

L'action publique et l'action civile peuvent être poursuivies *simultanément* ou *séparément*. L'action civile poursuivie séparément a son exercice suspendu jusqu'au prononcé définitif de l'action publique.

La renonciation à l'action civile ne peut arrêter ni suspendre l'exercice de l'action publique.

Les membres de la Chambre des députés et du Sénat jouissent d'une immunité spéciale contre les poursuites publiques et contre les poursuites civiles. Ils ne peuvent être poursuivis qu'avec l'autorisation de la Chambre dont ils font partie.

La mort des prévenus arrête les poursuites, mais non celles des complices ou des coauteurs.

L'action civile peut être exercée contre les héritiers.

Le Code d'instruction criminelle fixe à *dix ans* la *prescription* pour les crimes, à *trois ans* la *prescription* pour les délits, à *un an* la *prescription* pour les contraventions, à moins qu'il n'y ait eu commencement d'instruction pour les crimes et délits.

Police judiciaire. — La police a été instituée pour maintenir l'*ordre public*, la *liberté*, la *propriété* et la *sûreté individuelle*.

Elle se divise en police *administrative* et police *judiciaire*.

La police administrative, que l'on désigne encore sous le nom de *police préventive*, a pour objet le maintien de l'ordre public dans chaque lieu et dans chaque partie de l'administration générale; elle tend principalement à prévenir les *délits*.

La police *judiciaire*, appelée aussi *police répressive*, recherche les crimes, délits et contraventions que la première n'a pu empêcher de commettre, en recueille les preuves et en livre les auteurs aux tribunaux chargés de les punir (art. 8 du Code de l'instruction criminelle).

Officiers de police judiciaire. — Aux termes des articles 9 et 10 du Code d'instruction criminelle, la police judiciaire est exercée, sous l'autorité des Cours d'appel, par les officiers de police judiciaire suivants :

Les gardes champêtres et les gardes forestiers ;
Les commissaires de police ;
Les maires et les adjoints au maire ;
Les procureurs de la République et leurs substituts ;
Les juges de paix ;
Les officiers de gendarmerie ;
Les juges d'instruction.

Les préfets des départements et le préfet de police à Paris peuvent faire personnellement, ou requérir les officiers de police judiciaire, chacun en ce qui le concerne, de faire tous actes nécessaires à l'effet de constater les crimes, délits et contraventions, et d'en livrer les auteurs aux tribunaux chargés de les punir.

La loi du 27 février 1850 a conféré les pouvoirs d'officier de police judiciaire aux *commissaires de surveillance administrative des chemins de fer.*

La loi du 2 novembre 1892 a conféré le même titre *aux inspecteurs du travail dans l'industrie,* pour l'application des lois sur le travail.

Tous les officiers de police judiciaire, sauf les préfets des départements et le préfet de police, sont sous la surveillance du procureur général (art. 17, 57 et 279).

En matière de *crimes et délits,* c'est le *juge d'instruction* qui est l'officier de police judiciaire par excellence.

Moyens d'information. — 1° Le *bruit public ;*
2° La *dénonciation ;*
3° La *plainte ;*

4° La *constitution de partie civile ;*

5° Les *rapports et procès-verbaux de police ou agents.*

Toute autorité constituée, tout fonctionnaire ou officier public, qui, dans l'exercice de ses fonctions, acquiert la connaissance d'un crime ou d'un délit, est tenu d'en donner avis sur-le-champ au procureur de la République compétent (art. 29).

Le témoin d'un attentat est tenu d'agir de la même façon (art. 30).

Lorsque la dénonciation est faite par la partie *lésée,* elle prend plus spécialement le nom de *plainte.*

Procès-verbaux. Constatations. — La police judiciaire a à faire une instruction préparatoire, tant à charge qu'à décharge.

Les divers éléments de cette instruction reposent sur deux choses :

1° La rédaction de *procès-verbaux* portant description des matériaux et constatation des circonstances du délit ;

2° L'*information,* qui consiste à recueillir les témoignages des inculpés et des témoins.

Les procès-verbaux dressés par les officiers de police judiciaire font foi jusqu'à preuve contraire.

Instruction dans les cas ordinaires. — Dans les cas *ordinaires,* le procureur de la République n'a à faire aucun acte d'instruction, il doit requérir le juge d'instruction d'ordonner qu'il en soit informé, même de se transporter sur les lieux, pour y dresser tous les procès-verbaux nécessaires (art. 47). Le juge d'instruction est seul chargé de faire les actes nécessaires à l'effet de constater le corps du délit et d'en rassembler les preuves; mais il ne doit faire aucun acte d'instruction ou de poursuite qu'il n'ait donné connaissance de la procédure au procureur de la République, *si ce n'est pour le mandat d'amener et même le mandat de dépôt* (art. 61). Lorsque le juge d'instruction se transporte sur les lieux, il est toujours accompagné du procureur de la République et du greffier du tribunal (art. 62).

Moyens de l'instruction :

1° *Interrogatoire de l'inculpé ;*

2° *Interrogatoire des témoins ;*

3° *Perquisitions ;*

4° *Expertises.*

En toute matière, le juge d'instruction peut, sur la demande de l'inculpé et sur les conclusions du procureur de la République, ordonner la *mise en liberté provisoire.* Mais cette mesure ne peut jamais s'appliquer aux individus sans domicile ou ayant été condamnés pour crime, ni à ceux condamnés à plus d'un an d'emprisonnement.

Instruction dans le cas de crimes ou délits flagrants. — Dans ces cas, le procureur de la République est autorisé à faire les premiers actes de l'instruction, à se transporter sur les lieux, en un mot, à faire les actes de l'instruction nécessaires.

Notions générales sur l'organisation et la composition des juridictions pénales. — En matière pénale, il y a lieu de distinguer deux sortes de juridiction :

1° Les *juridictions d'instruction ;*

2° Les *juridictions de jugement ou de répression.*

Juridictions d'instruction. — Les juridictions d'instruction ont pour mission de décider si l'inculpé devra ou ne devra pas être renvoyé devant les juridictions de jugement ; elles comprennent :

1° Les juges d'instruction ;

2° Les chambres des mises en accusation.

Juridictions de jugement ou de répression. — Les rôles de ces juridictions consistent spécialement à statuer sur la culpabilité ou la non-culpabilité du prévenu et à lui appliquer la loi.

Ces juridictions comprennent :

1° Les tribunaux de simple police ;

2° Les tribunaux de police correctionnelle ;

3° Les chambres des appels de police correctionnelle ;

4° Les cours d'assises.

Chambres des mises en accusation. — Nous avons dit sommairement les devoirs des juges d'instruction, nommés par décret dans chaque arrondissement.

Chaque cour d'appel comprend trois sections distinctes :

1° La chambre civile ;

2° La chambre des mises en accusation ;

3° La chambre des appels de police correctionnelle.

La chambre des mises en accusation décide si le fait qui lui est soumis par le juge d'instruction constitue bien un crime ; elle statue au nombre de 5 juges.

Tribunaux de simple police. — L'article 137 définit les délits pouvant être jugés par les tribunaux de simple police : délits pouvant donner lieu à une amende de 15 fr. au plus ou à un emprisonnement de 5 jours au plus.

Les tribunaux de simple police sont présidés par les juges de paix, assistés d'un greffier. Les commissaires de police y remplissent les fonctions de ministère public.

Il y a un tribunal de simple police dans chaque canton.

Tribunaux de police correctionnelle. — Les tribunaux de première instance en matière civile connaissent en outre, sous le titre de tribunaux correctionnels, de tous les délits dont la peine excède 5 jours d'emprisonnement et 15 fr. d'amende.

Ces tribunaux peuvent, en matière correctionnelle, prononcer au nombre de 3 juges.

Le ministère public y est exercé par le procureur de la République et des substituts.

En outre, un greffier est attaché à chaque tribunal correctionnel.

Il y a un tribunal correctionnel par arrondissement.

Les tribunaux correctionnels sont compétents pour les

appels des tribunaux de simple police, lorsque ces appels sont autorisés.

Chambre des appels de police correctionnelle. — La chambre des appels de police correctionnelle statue, au nombre de 5 juges, sur l'appel des jugements rendus par les tribunaux correctionnels. Le ministère public y est exercé par le procureur général, les avocats généraux et les substituts du procureur général.

Cours d'assises. — Les cours d'assises connaissent particulièrement des crimes et aussi des délits de presse.

Elles se composent de deux éléments : la *magistrature* et le *jury*.

Jury. — 12 citoyens, chargés, sous le titre de *jurés*, de décider si l'accusé est coupable ou non et de statuer sur les *circonstances aggravantes*, les *excuses*, et les *circonstances atténuantes*.

Pour être juré, il est nécessaire d'être âgé de 30 ans accomplis et de jouir de ses droits politiques, civils et de famille.

Magistrature. — Quant aux magistrats, ils n'ont qu'à faire l'application de la loi, conformément aux déclarations du jury et à constater, s'il y a lieu, l'état de récidive de l'accusé.

Il est tenu des assises dans chaque département.

Dans les départements où siègent les cours d'appel, la cour d'assises est composée :

1° D'un conseiller à la cour, qui est président de la cour d'assises;

2° De deux conseillers à la cour, qui sont assesseurs.

Dans les départements qui ne possèdent pas de cour d'appel, la cour d'assises est composée :

1° D'un conseiller à la cour du ressort, qui est président de la cour d'assises;

2° De deux juges pris parmi les président ou juges du tribunal de première instance du lieu de la tenue des assises.

Le ministère public est exercé soit par le procureur général, soit par un des avocats généraux, soit par un des substituts du procureur général; dans les départements où il n'y a pas de cour d'appel, les fonctions de ministère public sont remplies par le procureur de la République ou l'un de ses substituts.

Cour de cassation. — La Cour de cassation est un tribunal suprême, siégeant à Paris, qui a pour mission de ramener les tribunaux de France à la stricte observation des formes et des lois et de maintenir l'unité de jurisprudence.

Elle se compose de trois chambres :

1° Chambre des requêtes ;

2° Chambre civile ;

3° Chambre criminelle.

Dans les audiences solennelles, les trois chambres se réunissent pour statuer, tant en matière civile qu'en matière pénale.

Les fonctions de ministère public y sont remplies par le procureur général et les avocats généraux.

Conseils de guerre. — Délits militaires.

Conseils de préfecture. — Les conseils de préfecture, composés de trois ou quatre membres (huit dans le département de la Seine), prononcent sur les difficultés qui peuvent s'élever en matière de grande voirie, à l'exception des questions de propriété ou de servitude, et sur les différends entre les administrations et les particuliers. Leur compétence est à la fois contentieuse et répressive.

Dans aucun cas ils ne peuvent prononcer des peines corporelles ; ils ont seulement le droit de condamner à une amende et d'ordonner la destruction des ouvrages faits en contravention; ils répriment et poursuivent les contraventions aux lois et règlements en matière de grande voirie et de roulage, aux infractions relatives aux carrières, etc.

Conseil d'État. — Le Conseil d'État qui a été institué pour assister le chef de l'État et les ministres dans la préparation des lois, des règlements d'administration publique et des décrets qui statuent sur un grand nombre d'affaires administratives touchant à tous les services publics, et pour donner son avis sur les questions qui lui sont soumises, est chargé, en outre, de statuer, comme juridiction suprême, sur les litiges qui rentrent dans le contentieux administratif.

Composition :

1° Trente conseillers d'État en service ordinaire, y compris le vice-président et les présidents de section ;

2° Dix-huit conseillers d'État en service extraordinaire;

3° Trente maîtres de requêtes ;

4° Trente-six auditeurs dont douze de 1re classe et vingt-quatre de 2e classe ;

5° Un secrétaire général qui a rang et titre de maître des requêtes.

Total : cent dix-sept membres.

Le *président du Conseil d'État est le garde des sceaux,* ministre de la justice.

Division du Conseil d'État :

Cinq sections :

1° Section de législation, justice et des affaires étrangères ;

2° Section de l'intérieur, des cultes, de l'instruction publique et des beaux-arts ;

3° Section des finances, de la guerre, de la marine et des colonies ;

4° Section des travaux publics, de l'agriculture et du commerce, de l'industrie et des postes et télégraphes ;

5° Section du contentieux qui juge *d'appel*[1] les décisions des conseils de préfecture.

Le ministère public se compose de quatre maîtres des requêtes, désignés par le Président de la République pour remplir les fonctions de commissaire du Gouvernement.

---

1. La section du contentieux du Conseil d'État n'est pas seulement un tribunal d'appel pour les décisions du conseil de préfecture ; il est un certain nombre d'affaires qui lui sont déférées directement, par exemple les élections aux conseils généraux.

En matière d'établissements insalubres, les arrêtés préfectoraux peuvent être déférés suivant les cas au conseil de préfecture ou au Conseil d'État.

ATTRIBUTIONS ET DEVOIRS

DES

INSPECTEURS DU TRAVAIL

CONSIDÉRÉS

COMME OFFICIERS DE POLICE JUDICIAIRE

Les attributions et devoirs des inspecteurs du travail dans l'industrie, comme *officiers de police judiciaire,* sont contenues dans les prescriptions de la loi du 2 novembre 1892, relative au *travail des enfants, des filles mineures et des femmes dans les établissements industriels :*

Exécution de la loi du 2 novembre 1892 ;

Exécution de la loi du 9 septembre 1848 ;

Exécution de la loi du 7 décembre 1874, relative à la protection des enfants employés dans les professions *ambulantes.*

Les contraventions à ces lois sont constatées par les procès-verbaux des inspecteurs qui font foi jusqu'à preuve contraire (art. 20 de la loi du 2 novembre 1892).

Ces procès-verbaux sont dressés en *double* exemplaire, dont l'un est envoyé au préfet du département et l'autre déposé au parquet.

La constatation et la poursuite des infractions aux lois dont l'exécution est confiée aux inspecteurs du travail ne dérogent point aux règles du droit commun.

Les *pénalités* encourues par les manufacturiers, directeurs ou gérants d'établissements, visés par la loi du 2 novembre 1892, sont nettement définies par l'article 26 de la loi précitée et les récidives par l'article 27 de la même loi.

Pour la *première* contravention, les manufacturiers, etc., sont poursuivis en *simple police* et passibles d'une amende de 5 à 15 fr.

En cas de RÉCIDIVE, le contrevenant sera poursuivi devant le tribunal correctionnel et puni d'une amende de **16 A 100 FR.**

OBSTACLE A L'ACCOMPLISSEMENT DES DEVOIRS D'UN INSPECTEUR.

(Art. 29 de la loi du 2 novembre 1892.)

ART. 29. — Est puni d'une amende de 100 à 500 fr. quiconque aura mis obstacle à l'accomplissement des devoirs d'un inspecteur.

En cas de récidive, l'amende sera portée de 500 à 1,000 fr. L'article 463 du Code pénal est applicable aux condamnations prononcées en vertu de cet article.

ROLE

DE

L'INSPECTEUR DU TRAVAIL DANS L'INDUSTRIE

EN

SUISSE, EN AUTRICHE ET EN ALLEMAGNE

En Suisse, en Autriche et en Allemagne, le travail est réglementé par des lois instituant des inspecteurs du travail ; ceux-ci doivent veiller à ce que la vie de l'ouvrier ne soit pas exposée et lui servir en quelque sorte de tuteur.

Il faut espérer que bientôt sera promulguée en France la loi sur l'hygiène des ateliers, déjà votée par la Chambre des députés. L'inspectorat français y trouvera les éléments d'une réglementation qui fait presque complètement défaut aujourd'hui, et surtout il y puisera des armes pour vaincre les résistances que son action actuellement de persuasion doit avoir le pouvoir bien rare de fléchir.

C'est l'occasion de rappeler en quelques mots ce qui se passe chez nos voisins Suisses, Belges et Allemands, et ce que nous souhaitons voir appliquer chez nous.

L'inspecteur du travail dans ces trois nations visite

tous les ateliers et usines de sa circonscription, examinant les ouvriers au point de vue de leur état physique, faisant varier leurs occupations d'après leur force et leur capacité ; les femmes et les enfants ne peuvent pas être occupés, comme chez nous, à tous les métiers.

Le cube d'air, fixé à *10 mètres cubes par ouvrier, au minimum,* et l'éclairage doivent être suffisants ; le chauffage ne doit rien laisser à désirer. Les dimensions d'un atelier sont donc calculées d'après le chiffre des ouvriers à employer. L'éclairage naturel est obtenu à l'aide de fenêtres dont la surface varie suivant l'appréciation de l'inspecteur. L'éclairage artificiel, qui est souvent insuffisant, est de même réglementé. Le chauffage hygiénique est facile à installer dans les grandes usines où l'on dispose d'appareils à vapeur. Il n'en est pas de même dans les chambres où l'on installe des poêles. L'enlèvement de l'air vicié est prévu. Les cabinets *privés* ne peuvent communiquer directement avec les ateliers où l'on travaille, etc., etc.

En général, les inspecteurs attachent la plus grande importance à la destruction des causes nuisibles qui agissent d'une manière funeste sur la santé des ouvriers. Ainsi, ils tiennent à ce que la plus grande propreté règne non seulement dans l'atelier, mais sur les personnes. Lorsque l'ouvrier exerce un métier insalubre, il doit, en entrant dans l'usine, se rendre dans un vestiaire bien aéré, où il endosse un vêtement de travail ; lorsqu'il quitte l'usine, il doit changer d'habit et laver toutes les parties de son corps exposées à l'air. On lui conseille aussi de se rincer la bouche et de cracher dans des récipients que l'on désinfecte. On lui défend de préparer ses repas dans des endroits insalubres.

L'inspecteur cherche à prescrire l'emploi d'appareils qui procurent aux industriels un avantage direct et palpable, tout en préservant la santé des ouvriers.

Beaucoup d'inspecteurs font des cours sur les avantages de la ventilation, du chauffage hygiénique, les moyens de se préserver le mieux possible des maladies professionnelles, et ils organisent des conférences qui ont pour objet d'apprendre aux ouvriers la marche à suivre en cas d'accident.

La préservation des accidents au point de vue mécanique fait de grands progrès dans les pays qui nous occupent. Les inspecteurs veillent à ce que les ouvriers ne portent pas de vêtements flottants, ni les cheveux trop longs; ils cherchent à éviter le plus possible les accidents que peut produire l'exercice de leur profession.

On s'occupe également des institutions qui ont pour objet d'améliorer la situation de l'ouvrier, telles que caisses d'assurances contre la maladie et les accidents, bains, lavoirs, restaurants économiques. La loi impose aux patrons de fournir à leurs ouvriers un local dans lequel ils prennent leurs repas à couvert.

Les inspecteurs, après s'être occupés du côté matériel, s'intéressent également aux besoins intellectuels du travailleur; ils ont rendu de grands services dans ces pays où l'ouvrier était considéré comme une machine; ils ont contribué au perfectionnement de l'outillage et ils ont fait tomber à 20 p. 100 la proportion des accidents du travail industriel qu'on pourrait éviter, tandis que dans les endroits où ils ne sont pas institués, 50 p. 100 des accidents sont dus à l'insouciance des patrons et des ouvriers.

Les inspecteurs du travail en Suisse, en Autriche et en Allemagne sont avisés directement par les chefs d'industrie des accidents survenus dans les usines, ateliers et manufactures. — Il serait à désirer que cette formalité prescrite par le dernier § de l'article 15 de la loi du 2 novembre 1892 fût exactement observée en France.

LÉGISLATION

Loi du 16 février 1883 *tendant à assurer l'application de la loi du 9 septembre 1848 sur la durée des heures de travail.*

ART. 1er. — Les commissions locales et les inspecteurs du travail des enfants dans les manufactures institués par la loi du 19 mai 1874 sont chargés de surveiller l'application de la loi du 9 septembre 1848 sur la durée des heures de travail.

ART. 2. — Le Gouvernement est autorisé à augmenter le nombre des inspecteurs divisionnaires et des circonscriptions territoriales d'inspection institués par l'article 16 de la loi du 19 mai 1874.

Loi du 21 mars 1884 *relative à la création des syndicats professionnels.*

Art. 1er. — Sont abrogés la loi des 14-27 juin 1791 et l'article 416 du Code pénal.

Les articles 291, 292, 293, 294 du Code pénal et la loi du 18 avril 1834 ne sont pas applicables aux syndicats professionnels.

Art. 2. — Les syndicats ou associations professionnelles, même de plus de vingt personnes, exerçant la même profession ou des professions connexes concourant à l'établissement de produits déterminés, pourront se constituer librement sans l'autorisation du Gouvernement.

Art. 3. — Les syndicats professionnels ont exclusivement pour objet l'étude et la défense des intérêts économiques, industriels, commerciaux et agricoles.

Art. 4. — Les fondateurs de tout syndicat professionnel devront déposer les statuts et les noms de ceux qui, à un titre quelconque, seront chargés de l'administration ou de la direction.

Ce dépôt aura lieu à la mairie de la localité où le syndicat est établi, et, à Paris, à la préfecture de la Seine.

Ce dépôt sera renouvelé à chaque changement de la direction ou des statuts.

Communication des statuts devra être donnée par le

maire ou par le préfet de la Seine au procureur de la République.

Les membres de tout syndicat professionnel chargés de l'administration ou de la direction de ce syndicat, devront être Français et jouir de leurs droits civils.

Art. 5. — Les syndicats professionnels régulièrement constitués, d'après les prescriptions de la présente loi, pourront librement se concerter pour l'étude et la défense de leurs intérêts économiques, industriels, commerciaux et agricoles.

Ces unions devront faire connaître, conformément au deuxième paragraphe de l'article 4, les noms des syndicats qui les composent.

Elles ne pourront posséder aucun immeuble ni ester en justice.

Art. 6. — Les syndicats professionnels de patrons ou d'ouvriers auront le droit d'ester en justice.

Ils pourront employer les sommes provenant des cotisations.

Toutefois, ils ne pourront acquérir d'autres immeubles que ceux qui seront nécessaires à leurs réunions, à leurs bibliothèques et à des cours d'instruction professionnelle.

Ils pourront, sans autorisation, mais en se conformant aux autres dispositions de la loi, constituer entre leurs membres des caisses spéciales de secours mutuels et de retraites.

Ils pourront librement créer et administrer des offices de renseignements pour les offres et les demandes de travail.

Ils pourront être consultés sur tous les différends et toutes les questions se rattachant à leur spécialité.

Dans les affaires contentieuses, les avis du syndicat seront tenus à la disposition des parties, qui pourront en prendre communication et copie.

Art. 7. — Tout membre d'un syndicat professionnel peut se retirer à tout instant de l'association, nonobstant toute clause contraire, mais sans préjudice du droit pour le syndicat de réclamer la cotisation de l'année courante.

Toute personne qui se retire d'un syndicat conserve le droit d'être membre des sociétés de secours mutuels et de pensions de retraites pour la vieillesse à l'actif desquelles elle a contribué par des cotisations ou versements de fonds.

Art. 8. — Lorsque les biens auront été acquis contrairement aux dispositions de l'article 6, la nullité de l'acquisition ou de la libéralité pourra être demandée par le procureur de la République ou par les intéressés.

Dans le cas d'acquisition à titre onéreux, les immeubles seront vendus, et le prix en sera déposé à la caisse de l'association. Dans le cas de libéralité, les biens feront retour aux disposants ou à leurs héritiers ou ayants cause.

Art. 9. — Les infractions aux dispositions des articles 2, 3, 4, 5 et 6 de la présente loi seront poursuivies contre les directeurs ou administrateurs des syndicats et punies d'une amende de 16 à 200 fr. Les tribunaux pourront, en outre, à la diligence du procureur de la

République, prononcer la dissolution du syndicat et la nullité des acquisitions d'immeubles faites en violation des dispositions de l'article 6.

Au cas de fausse déclaration relative aux statuts et aux noms et qualités des administrateurs ou directeurs, l'amende pourra être portée à 500 fr.

Art. 10. — La présente loi est applicable à l'Algérie.

Elle est également applicable aux colonies de la Martinique, de la Guadeloupe et de la Réunion.

Toutefois, les travailleurs étrangers et engagés sous le nom d'émigrants ne pourront faire partie des syndicats.

La présente loi, délibérée et adoptée par le Sénat et par la Chambre des députés, sera exécutée comme loi de l'État.

Loi du 2 novembre 1892 *sur le travail des enfants, des filles mineures et des femmes dans les établissements industriels.*

SECTION PREMIÈRE

Dispositions générales. — Age d'admission. Durée du travail.

ART. 1er. — Le travail des enfants, des filles mineures et des femmes dans les usines, manufactures, mines, minières et carrières, chantiers, ateliers et leurs dépendances, de quelque nature que ce soit, publics ou privés, laïques ou religieux, même lorsque ces établissements ont un caractère d'enseignement professionnel ou de bienfaisance, est soumis aux obligations déterminées par la présente loi.

Toutes les dispositions de la présente loi s'appliquent aux étrangers travaillant dans les établissements ci-dessus désignés.

Sont exceptés les travaux effectués dans les établissements où ne sont employés que les membres de la famille sous l'autorité soit du père, soit de la mère, soit du tuteur.

Néanmoins, si le travail s'y fait à l'aide de chaudière à vapeur ou de moteur mécanique, ou si l'industrie exercée est classée au nombre des établissements dangereux ou insalubres, l'inspecteur aura le droit de prescrire les mesures de sécurité et de salubrité à prendre, conformément aux articles 12, 13 et 14.

Art. 2. — Les enfants ne peuvent être employés par les patrons, ni être admis dans les établissements énumérés dans l'article premier avant l'âge de treize ans révolus.

Toutefois, les enfants munis du certificat d'études primaires, institué par la loi du 28 mars 1882, peuvent être employés à partir de l'âge de douze ans.

Aucun enfant âgé de moins de treize ans ne pourra être admis au travail dans les établissements ci-dessus visés, s'il n'est muni d'un certificat d'aptitude physique délivré, à titre gratuit, par l'un des médecins chargés de la surveillance du premier âge ou l'un des médecins inspecteurs des écoles, ou tout autre médecin chargé d'un service public, désigné par le préfet. Cet examen sera contradictoire, si les parents le réclament.

Les inspecteurs du travail pourront toujours requérir un examen médical de tous les enfants au-dessous de seize ans, déjà admis dans les établissements susvisés, à l'effet de constater si le travail dont ils sont chargés excède leurs forces.

Dans ce cas, les inspecteurs auront le droit d'exiger leur renvoi de l'établissement sur l'avis conforme de l'un des médecins désignés au paragraphe 3 du présent article, et après examen contradictoire, si les parents le réclament.

Dans les orphelinats et institutions de bienfaisance visés à l'article premier, et dans lesquels l'instruction primaire est donnée, l'enseignement manuel ou professionnel, pour les enfants âgés de moins de treize ans, sauf pour les enfants âgés de douze ans munis du certificat d'études primaires, ne pourra pas dépasser trois heures par jour.

Art. 3. — Les enfants de l'un et de l'autre sexe âgés de moins de seize ans ne peuvent être employés à un travail effectif de plus de dix heures par jour.

Les jeunes ouvriers ou ouvrières de seize à dix-huit ans ne peuvent être employés à un travail effectif de plus de soixante heures par semaine, sans que le travail journalier puisse excéder onze heures.

Les filles au-dessus de dix-huit ans et les femmes ne peuvent être employées à un travail effectif de plus de onze heures par jour.

Les heures de travail ci-dessus indiquées seront coupées par un ou plusieurs repos dont la durée totale ne pourra être inférieure à une heure et pendant lesquels le travail sera interdit.

SECTION II

Travail de nuit. — Repos hebdomadaire.

Art. 4. — Les enfants âgés de moins de dix-huit ans, les filles mineures et les femmes ne peuvent être employés à aucun travail de nuit dans les établissements énumérés à l'article premier.

Tout travail entre neuf heures du soir et cinq heures du matin est considéré comme travail de nuit; toutefois, le travail sera autorisé de quatre heures du matin à dix heures du soir quand il sera réparti entre deux postes d'ouvriers ne travaillant pas plus de neuf heures chacun.

Le travail de chaque équipe sera coupé par un repos d'une heure au moins.

Il sera accordé, pour les femmes et les filles âgées de plus de dix-huit ans, à certaines industries qui seront déterminées par un règlement d'administration publique et dans les conditions d'application qui seront précisées dans ledit règlement, la faculté de prolonger le travail jusqu'à onze heures du soir, à certaines époques de l'année, pendant une durée totale qui ne dépassera pas soixante jours. En aucun cas, la journée de travail effectif ne pourra être prolongée au delà de douze heures.

Il sera accordé à certaines industries, déterminées par un règlement d'administration publique, l'autorisation de déroger d'une façon permanente aux dispositions des paragraphes 1 et 2 du présent article, mais sans que le travail puisse, en aucun cas, dépasser sept heures par vingt-quatre heures.

Le même règlement pourra autoriser, pour certaines industries, une dérogation temporaire aux dispositions précitées.

En outre, en cas de chômage résultant d'une interruption accidentelle ou de force majeure, l'interdiction ci-dessus peut, dans n'importe quelle industrie, être temporairement levée par l'inspecteur pour un délai déterminé.

ART. 5. — Les enfants âgés de moins de dix-huit ans et les femmes de tout âge ne peuvent être employés dans les établissements énumérés à l'article premier plus de six jours par semaine, ni les jours de fête reconnus par la loi, même pour rangement d'atelier.

Une affiche apposée dans les ateliers indiquera le jour adopté pour le repos hebdomadaire.

Art. 6. — Néanmoins, dans les usines à feu continu, les femmes majeures et les enfants du sexe masculin peuvent être employés tous les jours de la semaine, la nuit, aux travaux indispensables, sous la condition qu'ils auront au moins un jour de repos par semaine.

Les travaux tolérés et le laps de temps pendant lequel ils peuvent être exécutés seront déterminés par un règlement d'administration publique.

Art. 7. — L'obligation du repos hebdomadaire et les restrictions relatives à la durée du travail peuvent être temporairement levées par l'inspecteur divisionnaire, pour les travailleurs visés à l'article 5, pour certaines industries à désigner par le susdit règlement d'administration publique.

Art. 8. — Les enfants des deux sexes âgés de moins de treize ans ne peuvent être employés comme acteurs, figurants, etc., aux représentations données dans les théâtres et cafés-concerts sédentaires.

Le Ministre de l'instruction publique et des beaux-arts, à Paris, et les préfets, dans les départements, pourront exceptionnellement autoriser l'emploi d'un ou de plusieurs enfants dans les théâtres pour la représentation de pièces déterminées.

SECTION III

Travaux souterrains.

Art. 9. — Les filles et les femmes ne peuvent être admises dans les travaux souterrains des mines, minières et carrières.

Des règlements d'administration publique détermineront les conditions spéciales du travail des enfants de treize à dix-huit ans du sexe masculin dans les travaux souterrains ci-dessus visés.

Dans les mines spécialement désignées par des règlements d'administration publique, comme exigeant, en raison de leurs conditions naturelles, une dérogation aux prescriptions du paragraphe 2 de l'article 4, ces règlements pourront permettre le travail des enfants à partir de quatre heures du matin et jusqu'à minuit, sous la condition expresse que les enfants ne soient pas assujettis à plus de huit heures de travail effectif ni à plus de dix heures de présence dans la mine par vingt-quatre heures.

SECTION IV

Surveillance des enfants.

Art. 10. — Les maires sont tenus de délivrer gratuitement aux père, mère, tuteur ou patron, un livret sur lequel sont portés les noms et prénoms des enfants des deux sexes âgés de moins de dix-huit ans, la date, le lieu de leur naissance et leur domicile.

Si l'enfant a moins de treize ans, le livret devra mentionner qu'il est muni du certificat d'études primaires institué par la loi du 28 mars 1882.

Les chefs d'industrie ou patrons inscriront sur le livret la date de l'entrée dans l'atelier et celle de la sortie. Ils devront également tenir un registre sur lequel seront mentionnées toutes les indications insérées au présent article.

Art. 11. — Les patrons ou chefs d'industrie et loueurs de force motrice sont tenus de faire afficher dans chaque atelier les dispositions de la présente loi, les règlements d'administration publique relatifs à son exécution et concernant plus spécialement leur industrie, ainsi que les adresses et les noms des inspecteurs de la circonscription.

Ils afficheront également les heures auxquelles commencera et finira le travail, ainsi que les heures et la durée des repos. Un duplicata de cette affiche sera envoyé à l'inspecteur, un autre sera déposé à la mairie.

L'organisation de relais qui aurait pour effet de prolonger au delà de la limite légale la durée de la journée de travail est interdite pour les personnes protégées par la présente loi.

Dans toutes les salles de travail des ouvroirs, orphelinats, ateliers de charité ou de bienfaisance dépendant des établissements religieux ou laïques sera placé d'une façon permanente un tableau indiquant en caractères facilement lisibles les conditions du travail des enfants telles qu'elles résultent des articles 2, 3, 4 et 5, et déterminant l'emploi de la journée, c'est-à-dire les heures du travail manuel, du repos, de l'étude et des repas. Ce tableau sera visé par l'inspecteur et revêtu de sa signature.

Un état nominatif complet des enfants élevés dans les établissements ci-dessus désignés, indiquant leurs nom et prénoms, la date et le lieu de leur naissance, et certifié conforme par les directeurs de ces établissements, sera remis tous les trois mois à l'inspecteur et fera mention de toutes les mutations survenues depuis la production du dernier état.

SECTION V

Hygiène et sécurité des travailleurs.

Art. 12. — Les différents genres de travail présentant des causes de danger, ou excédant les forces, ou dangereux pour la moralité, qui seront interdits aux femmes, filles et enfants, seront déterminés par des règlements d'administration publique.

Art. 13. — Les femmes, filles et enfants ne peuvent être employés dans des établissements insalubres ou dangereux, où l'ouvrier est exposé à des manipulations ou à des émanations préjudiciables à sa santé, que sous les conditions spéciales déterminées par des règlements d'administration publique pour chacune de ces catégories de travailleurs.

Art. 14. — Les établissements visés dans l'article premier et leurs dépendances doivent être tenus dans un état constant de propreté, convenablement éclairés et ventilés. Ils doivent présenter toutes les conditions de sécurité et de salubrité nécessaires à la santé du personnel.

Dans tout établissement contenant des appareils mécaniques, les roues, les courroies, les engrenages ou tout autre organe pouvant offrir une cause de danger, seront séparés des ouvriers de telle manière que l'approche n'en soit possible que pour les besoins du service.

Les puits, trappes et ouvertures de descente doivent être clôturés.

ART. 15. — Tout accident ayant occasionné une blessure à un ou plusieurs ouvriers, survenu dans un des établissements mentionnés à l'article premier, sera l'objet d'une déclaration par le chef de l'entreprise ou, à son défaut et en son absence, par son préposé.

Cette déclaration contiendra le nom et l'adresse des témoins de l'accident; elle sera faite dans les quarante-huit heures au maire de la commune, qui en dressera procès-verbal dans la forme à déterminer par un règlement d'administration publique. A cette déclaration sera joint, produit par le patron, un certificat du médecin indiquant l'état du blessé, les suites probables de l'accident et l'époque à laquelle il sera possible d'en connaître le résultat définitif.

Récépissé de la déclaration et du certificat médical sera remis, séance tenante, au déposant.

Avis de l'accident est donné immédiatement par le maire à l'inspecteur divisionnaire ou départemental.

ART. 16. — Les patrons ou chefs d'établissements doivent, en outre, veiller au maintien des bonnes mœurs et à l'observation de la décence publique.

SECTION VI

Inspection.

Art. 17. — Les inspecteurs du travail sont chargés d'assurer l'exécution de la présente loi et de la loi du 9 septembre 1848.

Ils sont chargés, en outre, concurremment avec les commissaires de police, de l'exécution de la loi du 7 décembre 1874 relative à la protection des enfants employés dans les professions ambulantes.

Toutefois, en ce qui concerne les exploitations de mines, minières et carrières, l'exécution de la loi est exclusivement confiée aux ingénieurs et contrôleurs des mines, qui, pour ce service, sont placés sous l'autorité du Ministre du commerce et de l'industrie.

Art. 18. — Les inspecteurs du travail sont nommés par le Ministre du commerce et de l'industrie.

Ce service comprendra :

1° Des inspecteurs divisionnaires;

2° Des inspecteurs ou inspectrices départementaux.

Un décret, rendu après avis du Comité des arts et manufactures et de la Commission supérieure du travail ci-dessous instituée, déterminera les départements dans lesquels il y aura lieu de créer des inspecteurs départementaux. Il fixera le nombre, le traitement et les frais de tournée de ces inspecteurs.

Les inspecteurs ou inspectrices départementaux sont placés sous l'autorité de l'inspecteur divisionnaire.

Les inspecteurs du travail prêtent serment de ne

point révéler les secrets de fabrication et, en général, les procédés d'exploitation dont ils pourraient prendre connaissance dans l'exercice de leurs fonctions.

Toute violation de ce serment est punie conformément à l'article 378 du Code pénal.

Art. 19. — Désormais ne seront admissibles aux fonctions d'inspecteur divisionnaire ou départemental que les candidats ayant satisfait aux conditions et aux concours visés par l'article 22.

La nomination au poste d'inspecteur titulaire ne sera définitive qu'après un stage d'un an.

Art. 20. — Les inspecteurs et inspectrices ont entrée dans tous les établissements visés par l'article premier; ils peuvent se faire représenter le registre prescrit par l'article 10, les livrets, les règlements intérieurs, et, s'il y a lieu, le certificat d'aptitude physique mentionné à l'article 2.

Les contraventions sont constatées par les procès-verbaux des inspecteurs et inspectrices, qui font foi jusqu'à preuve contraire.

Ces procès-verbaux sont dressés en double exemplaire, dont l'un est envoyé au préfet du département et l'autre déposé au parquet.

Les dispositions ci-dessus ne dérogent point aux règles du droit commun, quant à la constatation et à la poursuite des infractions à la présente loi.

Art. 21. — Les inspecteurs ont pour mission, en dehors de la surveillance qui leur est confiée, d'établir la statistique des conditions du travail industriel dans la région qu'ils sont chargés de surveiller.

Un rapport d'ensemble résumant ces communications sera publié tous les ans par les soins du Ministre du commerce et de l'industrie.

SECTION VII

Commissions supérieure et départementales.

Art. 22. — Une Commission supérieure composée de neuf membres, dont les fonctions sont gratuites, est établie auprès du Ministre du commerce et de l'industrie. Cette commission comprend deux sénateurs, deux députés élus par leurs collègues et cinq membres nommés pour une période de quatre ans par le Président de la République. Elle est chargée :

1° De veiller à l'application uniforme et vigilante de la présente loi ;

2° De donner son avis sur les règlements à faire et généralement sur les diverses questions intéressant les travailleurs protégés ;

3° Enfin, d'arrêter les conditions d'admissibilité des candidats à l'inspection divisionnaire et départementale et le programme du concours qu'ils devront subir.

Les inspecteurs divisionnaires nommés en vertu de la loi du 19 mai 1874, et actuellement en fonctions, seront répartis entre les divers postes d'inspecteurs divisionnaires et d'inspecteurs départementaux établis en exécution de la présente loi, sans être assujettis à subir le concours.

Les inspecteurs départementaux pourront être conservés sans subir un nouveau concours.

Art. 23. — Chaque année, le président de la Commission supérieure adresse au Président de la République un rapport général sur les résultats de l'inspection et sur les faits relatifs à l'exécution de la présente loi.

Ce rapport doit être, dans le mois de son dépôt, publié au *Journal officiel.*

Art. 24. — Les conseils généraux devront instituer une ou plusieurs commissions chargées de présenter, sur l'exécution de la loi et les améliorations dont elle serait susceptible, des rapports qui seront transmis au Ministre et communiqués à la Commission supérieure.

Les inspecteurs divisionnaires et départementaux, les présidents et vice-présidents du conseil de prud'hommes du chef-lieu ou du principal centre industriel du département et, s'il y a lieu, l'ingénieur des mines, font partie de droit de ces commissions dans leurs circonscriptions respectives.

Les commissions locales instituées par les articles 20, 21 et 22 de la loi du 19 mai 1874 sont abolies.

Art. 25. — Il sera institué dans chaque département des comités de patronage ayant pour objet :

1° La protection des apprentis et des enfants employés dans l'industrie ;

2° Le développement de leur instruction professionnelle.

Le Conseil général, dans chaque département, déterminera le nombre et la circonscription des comités de patronage, dont les statuts seront approuvés dans le département de la Seine par le Ministre de l'intérieur et le Ministre du commerce et de l'industrie, et par les préfets dans les autres départements.

Les comités de patronage seront administrés par une commission composée de sept membres, dont quatre seront nommés par le Conseil général et trois par le préfet.

Ils sont renouvelables tous les trois ans. Les membres sortants pourront être appelés de nouveau à en faire partie.

Leurs fonctions sont gratuites.

SECTION VIII

Pénalités.

ART. 26. — Les manufacturiers, directeurs ou gérants d'établissements visés dans la présente loi, qui auront contrevenu aux prescriptions de ladite loi et des règlements d'administration publique relatifs à son exécution, seront poursuivis devant le tribunal de simple police et passibles d'une amende de 5 à 15 fr.

L'amende sera appliquée autant de fois qu'il y aura de personnes employées dans des conditions contraires à la présente loi.

Toutefois, la peine ne sera pas applicable si l'infraction à la loi a été le résultat d'une erreur provenant de la production d'actes de naissance, livrets ou certificats contenant de fausses énonciations ou délivrés pour une autre personne.

Les chefs d'industrie seront civilement responsables

des condamnations prononcées contre leurs directeurs ou gérants.

Art. 27. — En cas de récidive, le contrevenant sera poursuivi devant le tribunal correctionnel et puni d'une amende de 16 à 100 fr.

Il y a récidive lorsque, dans les douze mois antérieurs au fait poursuivi, le contrevenant a déjà subi une condamnation pour une contravention identique.

En cas de pluralité de contraventions entraînant ces peines de la récidive, l'amende sera appliquée autant de fois qu'il aura été relevé de nouvelles contraventions.

Les tribunaux correctionnels pourront appliquer les dispositions de l'article 463 du Code pénal sur les circonstances atténuantes, sans qu'en aucun cas l'amende, pour chaque contravention, puisse être inférieure à 5 francs.

Art. 28. — L'affichage du jugement peut, suivant les circonstances et en cas de récidive seulement, être ordonné par le tribunal de police correctionnelle.

Le tribunal peut également ordonner, dans le même cas, l'insertion du jugement aux frais du contrevenant dans un ou plusieurs journaux du département.

Art. 29. — Est puni d'une amende de 100 à 500 fr. quiconque aura mis obstacle à l'accomplissement des devoirs d'un inspecteur.

En cas de récidive, l'amende sera portée de 500 à 1,000 fr.

L'article 463 du Code pénal est applicable aux condamnations prononcées en vertu de cet article.

SECTION IX

Dispositions spéciales.

Art. 30. — Les règlements d'administration publique nécessaires à l'application de la présente loi seront rendus après avis de la Commission supérieure du travail et du Comité consultatif des arts et manufactures.

Le Conseil général des mines sera appelé à donner son avis sur les règlements prévus en exécution de l'article 9.

Art. 31. — Les dispositions de la présente loi sont applicables aux enfants placés en apprentissage et employés dans un des établissements visés à l'article premier.

Art. 32. — Les dispositions édictées par la présente loi ne seront applicables qu'à dater du 1er janvier 1893.

La loi du 19 mai 1874 et les règlements d'administration publique rendus en exécution de ses dispositions seront abrogés à la date susindiquée.

Loi du 21 décembre 1892 *sur la conciliation et l'arbitrage facultatifs en matière de différends collectifs entre patrons et ouvriers ou employés.*

Art. 1er. — Les patrons, ouvriers ou employés entre lesquels s'est produit un différend d'ordre collectif portant sur les conditions du travail peuvent soumettre les questions qui les divisent à un comité de conciliation et, à défaut d'entente dans ce comité, à un conseil d'arbitrage, lesquels seront constitués dans les formes suivantes.

Art. 2. — Les patrons, ouvriers ou employés adressent, soit ensemble, soit séparément, en personne ou par mandataires, au juge de paix du canton ou de l'un des cantons où existe le différend, une déclaration écrite contenant :

1° Les noms, qualités et domiciles des demandeurs ou de ceux qui les représentent ;

2° L'objet du différend, avec l'exposé succinct des motifs allégués par la partie ;

3° Les noms, qualités et domiciles des personnes auxquelles la proposition de conciliation ou d'arbitrage doit être notifiée ;

4° Les noms, qualités et domiciles des délégués choisis parmi les intéressés par les demandeurs pour les assister ou les représenter, sans que le nombre des personnes désignées puisse être supérieur à cinq.

Art. 3. — Le juge de paix délivre récépissé de cette

déclaration, avec indication de la date et de l'heure du dépôt, et la notifie sans frais, dans les vingt-quatre heures, à la partie adverse ou à ses représentants, par lettre recommandée ou au besoin par affiches apposées aux portes de la justice de paix des cantons et à celles de la mairie et des communes sur le territoire desquelles s'est produit le différend.

Art. 4. — Au reçu de cette notification, et au plus tard dans les trois jours, les intéressés doivent faire parvenir leur réponse au juge de paix. Passé ce délai, leur silence est tenu pour refus.

S'ils acceptent, ils désignent dans leur réponse les noms, qualités et domiciles des délégués choisis pour les assister ou les représenter, sans que le nombre des personnes désignées puisse être supérieur à cinq.

Si l'éloignement ou l'absence des personnes auxquelles la proposition est notifiée, ou la nécessité de consulter des mandants, des associés ou un conseil d'administration, ne permettent pas de donner une réponse dans les trois jours, les représentants desdites personnes doivent, dans ce délai de trois jours, déclarer quel est le délai nécessaire pour donner cette réponse.

Cette déclaration est transmise par le juge de paix aux demandeurs dans les vingt-quatre heures.

Art. 5. — Si la proposition d'arbitrage est acceptée, le juge de paix invite d'urgence les parties ou les délégués désignés par elles à se réunir en comité de conciliation.

Les réunions ont lieu en présence du juge de paix, qui est à la disposition du comité pour diriger les débats.

Art. 6. — Si l'accord s'établit, dans ce comité, sur les conditions de la conciliation, ces conditions sont consignées dans un procès-verbal dressé par le juge de paix et signé par les parties ou leurs délégués.

Art. 7. — Si l'accord ne s'établit pas, le juge de paix invite les parties à désigner, soit chacune un ou plusieurs arbitres, soit un arbitre commun.

Si les arbitres ne s'entendent pas sur la solution à donner au différend, ils pourront choisir un nouvel arbitre pour les départager.

Art. 8. — Si les arbitres n'arrivent à s'entendre ni sur la solution à donner au différend, ni pour le choix de l'arbitre départiteur, ils le déclareront sur le procès-verbal et cet arbitre sera nommé par le président du Tribunal civil, sur le vu du procès-verbal qui lui sera transmis d'urgence par le juge de paix.

Art. 9. — La décision sur le fond, prise, rédigée et signée par les arbitres, est remise au juge de paix.

Art. 10. — En cas de grève, à défaut d'initiative de la part des intéressés, le juge de paix invite d'office, et par les moyens indiqués à l'article 3, les patrons, ouvriers ou employés, ou leurs représentants à lui faire connaître dans les trois jours :

1° L'objet du différend avec l'exposé succinct des motifs allégués;

2° Leur acceptation ou refus de recourir à la conciliation et à l'arbitrage ;

3° Les noms, qualités et domiciles des délégués choisis, le cas échéant, par les parties, sans que le nombre des personnes désignées de chaque côté puisse être supérieur à cinq.

Le délai de trois jours pourra être augmenté pour les causes et dans les conditions indiquées à l'article 4.

Si la proposition est acceptée, il sera procédé conformément aux articles 5 et suivants.

Art. 11. — Les procès-verbaux et décisions mentionnés aux articles 6, 8 et 9 ci-dessus sont conservés en minute au greffe de la justice de paix, qui en délivre gratuitement une expédition à chacune des parties et en adresse une autre au ministre du commerce et de l'industrie par l'entremise du Préfet.

Art. 12. — La demande de conciliation et d'arbitrage, le refus ou l'absence de réponse de la partie adverse, la décision du comité de conciliation ou celle des arbitres, notifiés par le juge de paix au maire de chacune des communes où s'étendait le différend, sont, par chacun de ces maires, rendus publics par affichage à la place réservée aux publications officielles.

L'affichage de ces décisions pourra en outre se faire par les parties intéressées. Les affiches seront dispensées du timbre.

Art. 13. — Les locaux nécessaires à la tenue des comités de conciliation et aux réunions des arbitres sont fournis, chauffés et éclairés par les communes où ils siègent.

Les frais qui en résultent sont compris dans les dépenses obligatoires des communes.

Les dépenses des comités de conciliation et d'arbitrage seront fixées par arrêté du préfet du département, et portées au budget départemental comme dépenses obligatoires.

Art. 14. — Tous actes faits en exécution de la présente loi seront dispensés du timbre et enregistrés gratis.

Art. 15. — Les arbitres et les délégués nommés en exécution de la présente loi devront être citoyens français.

Dans les professions ou industries où les femmes sont employées, elles pourront être désignées comme déléguées, à la condition d'appartenir à la nationalité française.

Art. 16. — La présente loi est applicable aux colonies de la Guadeloupe, de la Martinique et de la Réunion.

ERRATUM

Page 66, ligne 1, lire : le travail d'une force est égal au produit de cette force (exprimée en kilogrammes) par la projection sur sa direction de la longueur du chemin que parcourt le point d'application de la force (longueur exprimée en mètres).

TABLE DES MATIÈRES

Pages.

PRÉFACE V

PREMIÈRE PARTIE

ÉLÉMENTS D'HYGIÈNE INDUSTRIELLE.

Préliminaires 3

Atmosphère du travail 5

Température du milieu 21

Matières mises en œuvre 23

Dangers résultant de l'outillage 24

Premiers soins à donner en cas d'accidents 26

Sécurité des travailleurs dans l'industrie 50

DEUXIÈME PARTIE

ÉLÉMENTS DE MÉCANIQUE GÉNÉRALE ET D'INSTALLATION DES ATELIERS.

Notions sur les principales machines simples et composées. 57

Notions sur les principales forces employées dans l'industrie 64

Mesure des forces 66

Généralités sur la combustion 69

Notions générales sur les appareils à vapeur 72

Du chauffage 72

Pages.
Éléments du fourneau 74
Des cheminées 80
Foyers spéciaux de chaudières à vapeur 92
Des chaudières à vapeur 97
Description succincte d'une machine à vapeur . . . 180
Transmission et transformations du mouvement. . . 184
Principales machines-outils pour le travail des métaux. 195
Notions élémentaires sur la production et la transmission de l'électricité. 201
Principales dynamos employées dans l'industrie. . . 231
Instructions générales pour l'établissement des appareils de lumière électrique, rédigées sous le patronage du syndicat professionnel des industries électriques 240
Mesures pour la protection contre les accidents de fabrique. 248

TROISIÈME PARTIE

NOTIONS DE DROIT PÉNAL ET D'INSTRUCTION CRIMINELLE.

Notions de droit pénal 257
Notions d'instruction criminelle 265
Attributions et devoirs des inspecteurs du travail considérés comme officiers de police judiciaire. 277
Rôle de l'inspecteur du travail dans l'industrie en Suisse, en Autriche et en Allemagne. 279
Législation 283
Loi du 16 février 1883 283
Loi du 21 mars 1884 sur les syndicats professionnels. 284
Loi du 2 novembre 1892 sur le travail des enfants. . 288
Loi du 21 décembre 1892 sur la conciliation 304
Erratum 309

Nancy, impr. Berger-Levrault et Cie.

Nancy, imprimerie Berger-Levrault et Cie.

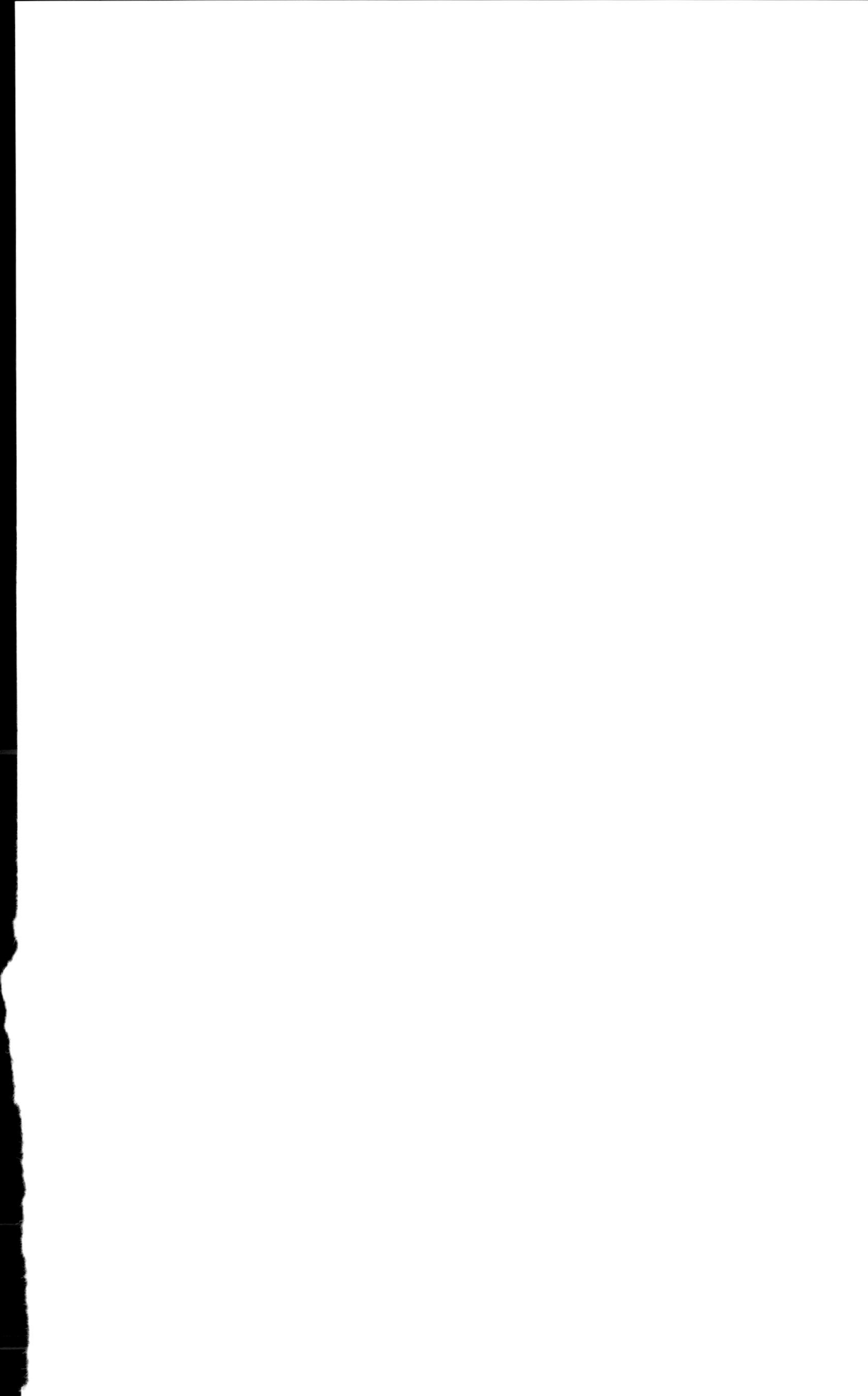

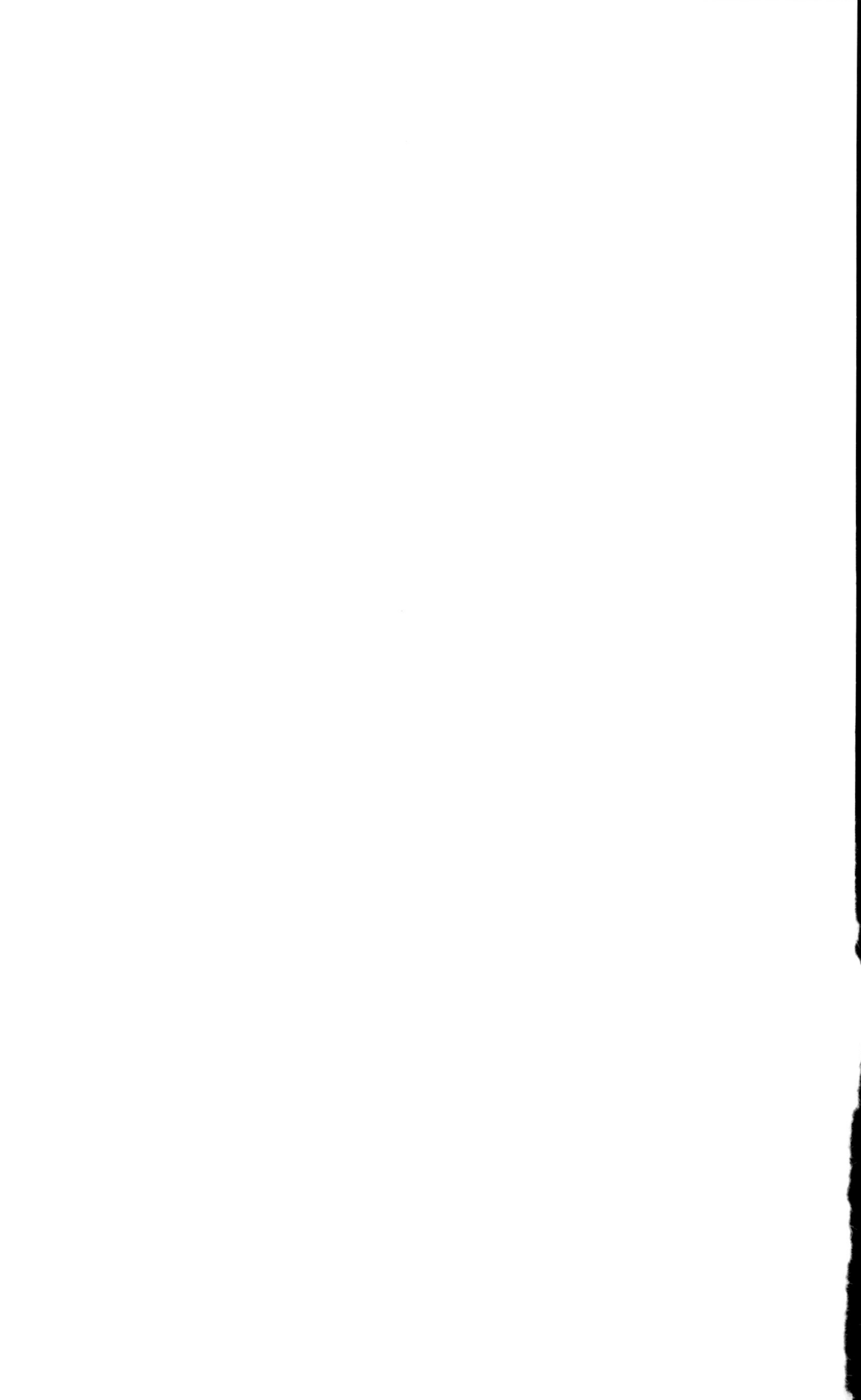

www.ingramcontent.com/pod-product-compliance
Ingram Content Group UK Ltd.
Pitfield, Milton Keynes, MK11 3LW, UK
UKHW020308230726
13925UKWH00001B/281

9 782013 683012